新型互联网医疗服务模式
及其影响研究

颜志军　尹秋菊　崔少泽　等　著

科　学　出　版　社
北　京

内 容 简 介

在线医疗平台是"互联网＋健康医疗"服务的重要载体。本书针对在线医疗平台及其服务模式发展过程中所面临的若干科学问题开展系统研究，探索了几种新型互联网医疗服务模式（包括在线医疗团队、远程协作、医疗众包、私人医生以及线上-线下渠道整合）对医生绩效和声誉的影响。本书能够帮助人们更好地理解不同在线服务模式对医生绩效和声誉的影响机制和作用机理，并指导在线医疗平台的服务和运营，以及医生和患者的在线参与策略。同时，本书也有助于人们更深入地理解《"健康中国2030"规划纲要》中的战略目标，并为制定互联网医疗服务政策提供支持。

本书适合互联网医疗服务或者消费者行为研究领域的学者、在线医疗平台管理者和用户以及政府部门相关管理者等阅读。

图书在版编目（CIP）数据

新型互联网医疗服务模式及其影响研究 ／ 颜志军等著. -- 北京：科学出版社，2024.7. -- ISBN 978-7-03-078968-6

Ⅰ. R199.2-39

中国国家版本馆 CIP 数据核字第 2024SB7341 号

责任编辑：王丹妮／责任校对：王晓茜
责任印制：赵　博／封面设计：有道设计

科学出版社 出版

北京东黄城根北街 16 号
邮政编码：100717
http://www.sciencep.com

北京建宏印刷有限公司印刷
科学出版社发行　各地新华书店经销

＊

2024 年 7 月第 一 版　开本：720×1000　1/16
2025 年 1 月第二次印刷　印张：11 1/4
字数：227 000

定价：136.00 元
（如有印装质量问题，我社负责调换）

作 者 简 介

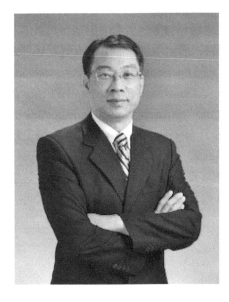

颜志军，管理学博士，教授、博士生导师、国家级青年人才、教育部新世纪优秀人才，现任北京理工大学管理学院党委书记。长期从事管理科学与工程领域的研究工作，研究领域包括互联网医疗、健康管理、健康大数据分析、电子商务。先后主持和参与国家自然科学基金项目、国家重点研发计划课题、北京市自然科学基金项目、973计划课题、863计划课题等重要科研项目40余项。在 *MIS Quarterly*、*Production and Operations Management*、*Journal of Management Information System*、*Information & Management*、《管理科学学报》、《系统工程理论与实践》和《中国管理科学》等国内外重要学术期刊和会议发表论文100余篇，其中SCI/SSCI(Science Citation Index/Social Sciences Citation Index，科学引文索引/社会科学引文索引)收录论文40余篇，出版教材5部。曾获北京市科学技术进步奖、北京市哲学社会科学优秀成果奖、中国信息经济学优秀成果奖。

尹秋菊，管理学博士，教授、博士生导师。北京理工大学博士毕业留校。曾在美国卡内基梅隆大学、英国曼彻斯特大学做访问学者。长期从事管理科学与工程领域的研究工作，研究领域包括数字经济、智慧健康等。先后主持国家自然科学基金（面上项目、青年科学基金项目）、北京市自然科学基金项目、北京市社会科学基金项目、中国工程科技知识中心建设项目等重要科研课题。在 SCI/SSCI、国家自然科学基金委员会管理学部 A 类重要期刊等发表学术论文 40 余篇。入选全国百篇优秀管理案例。

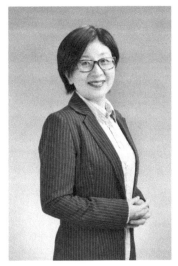

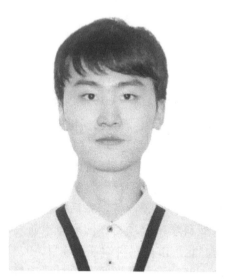

崔少泽，工学博士，2023 年毕业于大连理工大学经济管理学院，现为北京理工大学"特立博士后"。曾在国家留学基金管理委员会资助下前往新加坡国立大学进行联合培养。研究领域包括集成学习、不均衡学习、医疗数据挖掘、金融科技等。曾参与国家自然科学基金重点项目、面上项目，国家重点研发计划课题等项目。在 *Information Sciences*、*Applied Soft Computing*、*Knowledge-Based Systems*、*Annals of Operations Research*、*IEEE Transactions on Intelligent Transportation Systems*、《系统工程理论与实践》、《管理科学》和《科研管理》等国内外重要期刊发表论文近 20 篇，其中 SCI/SSCI 收录论文 12 篇。

前　言

近年来，互联网正在以不可阻挡之势改变着我们的生活，并且与各行各业迅速融合。医疗，这一与民生息息相关的领域也在发生着前所未有的转变。2016年10月，中共中央、国务院印发了《"健康中国2030"规划纲要》，将推动健康中国建设上升至国家战略层面。2022年，习近平总书记在党的二十大报告中强调，要"推进健康中国建设""把保障人民健康放在优先发展的战略位置，完善人民健康促进政策"。①党和政府均全面重视面向人民健康的发展和举措。在此背景下，在线医疗平台（online healthcare platforms）发展迅速，已经成为患者寻求医疗服务、解决健康问题的重要途径。在线医疗平台的健康发展依赖于平台的合理设计和医生的持续参与。在线医疗平台需要提供优质医疗服务，并且采取差异化的服务模式，才能在激烈的在线医疗服务竞争市场中脱颖而出。同时，随着在线医疗平台服务功能趋向多样化，平台中医生面临的竞争也日趋激烈，医生需要付出更多的精力以提升其竞争力。因此，深入剖析在线医疗平台不同服务模式对医生竞争力的影响机制，才能够为提高医生服务水平，进而实现平台可持续健康发展提供科学、合理的依据。

在线医疗平台通过推出一系列的新型服务模式来提升自身竞争力，以此来吸引医生与患者。医生既可以通过在线医疗平台上的医疗团队、远程协助等方式与他人和机构开展合作来提供医疗服务，也可以采取医疗众包、私人医生、线上-线下渠道整合等方式直接为患者提供医疗服务。在已有的研究中，研究者围绕在线合作、众包竞赛、捆绑销售、渠道整合等服务模式展开了探索，但是这些服务模式在在线医疗平台中的作用却尚不明确，同时，这些服务模式的推出是否有利于医生在线问诊业务的开展、是否有利于医生声誉的提升都亟待研究。在此背景下，本书从在线医疗平台中的服务提供者（医生）、消费者（患者）和第三方平台这三个角度着手，对在线医疗团队、远程协作、医疗众包、私人医生和线上-线下渠道整合这五种服务模式进行了研究，通过实证分析等方法探索了在线医疗平台中不同服务模式对医生绩效以及声誉的影响。本书具体包括如下内容。①在线医疗团队服务模式及其影响研究。针对医生参与医疗服务团队进行线上合作这一

---

① 《习近平：高举中国特色社会主义伟大旗帜　为全面建设社会主义现代化国家而团结奋斗——在中国共产党第二十次全国代表大会上的报告》，https://www.gov.cn/xinwen/2022-10/25/content_5721685.htm[2023-03-12]。

新型服务模式，本书从团队多样性特征视角研究了团队经验多样性和声誉多样性对医生绩效和声誉的影响。研究发现：在线医疗服务团队的经验多样性对团队成员的绩效有正向影响，而声誉多样性对团队成员的绩效和声誉的影响并不相同。此外，团队多样性特征对团队成员绩效和声誉的影响对不同医生有异质性效应。②远程协作服务模式及其影响研究。针对线上医生和线下远程医疗机构合作这一新型服务模式，本书分析了医生线上线下合作对其绩效和声誉的影响。研究发现：医生的线上线下合作行为对其绩效和声誉都有正向影响，并且会提升医生在线医疗服务的效率和服务质量。此外，医生的专业职称会调节上述影响效应。③医疗众包服务模式及其影响研究。针对众包竞赛这一新型服务模式在医疗领域的应用，本书研究了参与医疗众包竞赛这一竞争行为对医生绩效和声誉的影响。研究发现：参与医疗众包竞赛能使医生获得更多的患者资源和更高的声誉，并且这种正向效应随着医生参与众包竞赛强度的增加而增加。研究还发现医生在众包竞赛中获胜的次数会正向调节上述正向效应。④私人医生服务模式及其影响研究。针对在线医疗平台推出的私人医生这一新型服务模式，本书分析了该服务模式对医生绩效及声誉所产生的影响，研究发现：医生开通私人医生服务后，不仅会显著提高其图文咨询量，而且会显著提升其在平台的声誉。此外，本书还探讨了医生的个人特征、疾病类型、医生累计开通私人医生服务时间、医生加入平台总时间以及私人医生服务销量等对影响效应的调节作用。⑤线上-线下渠道整合服务模式及其影响研究。针对在线医疗平台中推出的线上与线下渠道整合的这一新型服务模式，本书分析了该服务模式对医生绩效及声誉所产生的影响。研究发现：通过采用线上-线下渠道整合可以显著提升医生的咨询量和声誉，并且渠道整合对线上咨询量有正向作用，而对线下预约渠道问诊量起到负向作用。此外，相较于急性病来说，线上-线下渠道整合会给慢性病医生的咨询量和声誉带来更加显著的提升。通过本书上述的研究结果可以看出，在线医疗平台中新型的服务模式能够为医生、患者及平台带来益处，然而医生在选择开通某项服务时，需要根据自身的情况进行决策，平台则应该适时地为入驻平台的医生进行相关服务模式的说明和指导。综合来看，本书的研究工作不仅对丰富和完善在线医疗平台服务模式相关理论起到了积极的作用，而且对我国《"健康中国 2030"规划纲要》战略目标的早日实现也具有重要的推动意义。

本书是多位作者在长期从事互联网医疗与健康管理的研究基础上形成的，第一章主要由颜志军和崔少泽完成，第二章主要由颜志军、尹秋菊、崔少泽完成，第三章、第四章、第五章主要由颜志军和杨涵完成，第六章主要由尹秋菊和何岑完成，第七章主要由颜志军和尹豪楠完成，第八章主要由颜志军和崔少泽完成。

本书得到了国家自然科学基金（项目号：72110107003，72072011，71872013）的资助，在此对国家自然科学基金的长期支持表示衷心感谢。同时，感谢科学出版社的各位领导和编辑为本书的出版所付出的辛勤劳动和大力支持！

虽然本书即将出版，但是仍可能存在不完善的地方，因此敬请各位专家学者批评指正！

颜志军　尹秋菊　崔少泽

2024 年 2 月

目　录

第一章 绪 论

随着互联网医疗的快速发展，各在线医疗平台为提升自身竞争力，相继推出了一系列新型服务模式，如在线医疗团队、远程协作、医疗众包等。本章首先总结了在线医疗服务这一主题的研究背景，并针对不同医疗服务模式与医生绩效、声誉之间的影响关系提出了多个研究问题。其次，阐述了本书的研究目的，并从理论和实践两个角度提出了本书的研究意义。最后，对全书的研究内容进行概括，阐明了各章之间的关系。

第一节 研 究 背 景

随着人们健康意识的增强和互联网医疗技术的发展，在线医疗服务开始受到众多网络用户的青睐，成为最活跃的互联网应用之一（Guo et al., 2017; Yang et al., 2021）。特别是 2019 年以来，全世界范围内暴发新冠疫情，更是使在线医疗服务的优势得以凸显，在线医疗服务相关行业实现突破性进展（Cénat et al., 2021; Brailovskaia et al., 2021），在线医疗服务也逐渐成为社会关注的焦点。据第 51 次《中国互联网络发展状况统计报告》统计，截至 2022 年 12 月，互联网医疗服务的用户规模为 3.63 亿人，占网民整体的 34%。随着在线医疗服务逐渐得到互联网用户的认可，公众的信赖度日渐提升，在线医疗服务逐步成为人们讨论健康问题、分享和搜索健康知识、诊疗疾病、预约挂号等的重要工具，并为推进我国构建分级诊疗制度、缓解"看病难、看病贵"问题、盘活优质医疗资源、帮助医生为更多患者提供医疗服务以及实现自由执业、建立个人品牌形象提供了全新路径（Goh et al., 2016; Nambisan, 2011）。据中商产业研究院《2019—2024 年互联网＋医疗市场前景研究报告》统计，2022 年，互联网医疗市场规模达到 3099 亿元，同比增长 39%。图 1.1 展示了 2018 年以来中国互联网医疗的市场规模及增长率的变化情况。

在线医疗平台是基于计算机互联网技术与医疗卫生信息资源的整合，借助手机、电脑、平板等终端设备及 APP（application，应用程序）客户端，以信息化技术集合医院、医生和患者三个组成要素的医疗生态系统（Khurana et al., 2019; Huang et al., 2021）。按照服务类型，在线医疗平台可以分为服务于医疗工作者［如医联（Medlinker）和 Sermo］、服务于患者及其家属（如 PatientsLikeMe）和服务

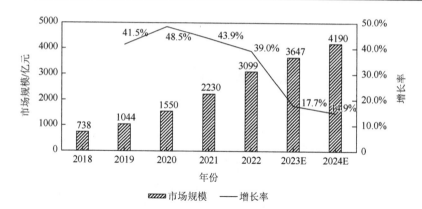

图 1.1　中国互联网医疗的市场规模及增长率

资料来源：《2019—2024 年互联网＋医疗市场前景研究报告》，网址为
https://www.askci.com/news/chanye/20240229/0916302709169390 52737451.shtml
2023E 与 2024E 表示 2023 年及 2024 年的预估值

于医患双方（如春雨医生和好大夫在线）三种类型（Yan and Tan，2014；Yan et al.，2016）。服务于医疗工作者的平台主要以医疗工作者及医疗健康领域相关从业人员为服务对象，为用户提供及时、权威的专业咨询，为医疗工作者提供分享科研进展和进行学术讨论的平台（Gravelle et al.，2019；Kuang et al.，2019）。服务于患者及其家属的平台是有相同或相似病症的患者之间自发形成的共享医疗健康知识、寻找其他患者交流诊疗经验、进行健康管理和疾病预防、寻求或提供社会支持的平台（Yan and Tan，2014；Yan et al.，2016）。服务于医患双方的平台主要面向医生和患者，是以患者的自我健康管理和疾病诊疗为中心，医生在该平台中为患者提供在线医疗服务，以帮助患者实现远程健康管理的目的（Zhao and Wang，2013；Vengberg et al.，2019）。

　　本书主要关注服务于医患双方的在线医疗平台。在该类型的在线医疗平台中（如微医、好大夫在线和春雨医生等），医生可以不受时间和地域限制为患者提供在线医疗服务，包括在线咨询、线下预约以及知识分享等。优质的医生资源和医疗健康信息能够通过在线医疗平台实现跨区域流动，帮助患者实现远程健康管理（Xiang and Stanley，2017；Gong et al.，2021）。医生是在线医疗服务的提供者，是发挥在线医疗平台作用的关键，在线医疗平台稳定持续的发展离不开医生的有效参与（Mohd et al.，2021）。随着在线医疗平台逐渐成熟，越来越多的医生开始参与到在线医疗服务中。特别是新冠疫情暴发以来，受限于新冠疫情防控的要求，在线医疗平台更是成为医生提供医疗服务的主要途径之一（Cénat et al.，2021；Brailovskaia et al.，2021）。丁香医生调研数据显示，2020 年以来，40% 的医生利用在线医疗平台开展过线上咨询服务。其中，三甲医院和高级职称医生都贡献了优质的医疗资源,分别占总在线咨询服务的47%和50%。根据国际知名咨询机构艾昆纬(IQVIA)公司发布的《2022年中国互联网医院发展趋势与洞察》报告中的数据,本书绘制了如图1.2所示的中国互联网医院问诊量变化趋势图。

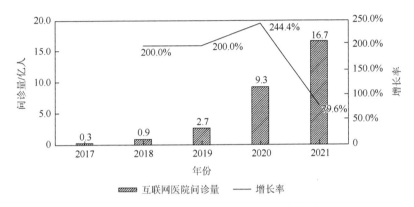

图1.2 中国互联网医院问诊量变化趋势图

积极提供在线医疗服务对医生自身也有极大影响。据艾瑞咨询推出的《中国医生生存现状调研》报告统计,在传统线下医疗领域,医生面临薪资水平偏低、职业期待还不够以及医患关系较紧张等问题。由于激励机制不完善,2017年54.4%的医生体验不到工作的成就感(艾瑞咨询,《中国医生生存现状调研》),晋升难度大和晋升节奏缓慢的问题也阻碍了医生提升专业领域内的个人声誉。在线医疗平台为医生改善生存现状带来了新机遇,包括拓展接诊渠道、提升经济收入和声誉三个方面。提供在线医疗服务不但便于医生接触更多患者、积累更多临床经验,而且医生还可以通过提供在线医疗服务增加经济收入并提升声誉(Xiang and Stanley,2017;Gong et al.,2021)。

提供在线医疗服务虽为缓解医生"收入低、晋升难"的问题提供了新机遇,但也给医生带来了新挑战,包括新的工作方式、新的服务模式以及新的竞争环境三个方面。在工作方式方面,医生需要利用碎片化的时间提供在线医疗服务,并且需要掌握必要的信息技术以支撑其为患者提供在线医疗服务,这需要医生在本职工作之余付出更多时间和精力成本(Zhang et al.,2017)。在服务模式方面,相比于线下一对一面诊,医生可以选择的服务模式更加多样化(如在线医疗服务团队、远程协作、医疗众包竞赛、私人医生、渠道整合等),这需要医生甄别不同服务模式的利弊以选择更高效的在线服务模式(Yang et al.,2021)。在竞争环境方面,传统医疗服务中,医生的主要竞争对手是同医院、同科室的其他医生。在线医疗平台中,医生需要和全国范围内同领域的医生竞争患者资源，这需要医生花费更多的时间选择参与策略以提高其竞争优势，竞争优势大的医生有更多机会获得患者资源，进而提升其绩效和声誉（梁俏等，2017）。因此，面对提供在线医疗服务带来的新挑战，医生如何合理利用有限的时间和精力选择合适的在线服务模式以提升其绩效和声誉已经成为医生亟待解决的问题。

从医疗服务是否需要同其他医生、医疗机构合作完成的角度，在线医疗服务可以分为合作服务模式和竞争服务模式两种类型。合作服务模式是指医生需要和其他医生、医疗机构合作才能完成医疗服务的模式，包括组建在线医疗服务团队进行线上合作、联合远程医疗机构进行线上线下合作两种服务模式。医生提供合作型在线医疗服务是在线合作行为。竞争服务模式是指医生需要通过努力胜过其他医生才能获得患者资源和经济收入的服务模式，如参与医疗众包竞赛，医生通过竞争型医疗服务获得患者资源的行为是在线竞争行为。

除了医生间的合作服务模式和竞争服务模式之外，从医生独立个体角度来看，还可以选择私人医生服务与线上-线下渠道整合服务。私人医生服务模式实质上是一种捆绑服务，其将图文咨询和电话咨询进行捆绑，旨在为患者提供长期的疾病管理和健康管理服务，通过开通私人医生服务能够帮助医生与患者建立更加稳定的沟通关系。线上-线下渠道整合指的是医生对线上就诊和线下就诊的信息进行整合，实现线上就诊和线下就诊的无缝连接和转换，使患者可以享受更全面的就诊体验，其具体服务覆盖线上诊前咨询、线下医院接受治疗和线上诊后病情跟踪等方面，医生开通线上-线下渠道整合功能将有助于提高医生的服务质量，使患者可以全方位地接受医生的治疗和病情跟踪，并让患者有更高的满意度，从而吸引更多的患者前来就诊。

可以看出，上述几种服务模式都有可能为医生带来益处，然而这些不同的服务模式对医生绩效和声誉的影响还尚不明确。在医生合作过程中，一方面，医生可以学习其他医生的专业知识和诊疗经验，提升自己的服务能力，进而提升绩效和声誉（李佳颖等，2020）；另一方面，合作过程中也可能存在搭便车的现象，消极合作的医生会影响合作效率，进而对其他医生的绩效和声誉产生负面影响（黄传峰等，2015）。在医生参与竞争型服务过程中，一方面，竞争可以激励医生为了获胜更加努力，进而提升其绩效和声誉（Wu and Lu，2018）；另一方面，竞争失败也有可能打击医生参与在线医疗服务的积极性，进而对其绩效和声誉产生负面影响。因此，探索医生不同服务模式如何影响其绩效和声誉对于促进医生积极参与在线医疗服务、扩大在线医疗平台的价值都具有重要的实践意义（Vengberg et al.，2019；毛瑛等，2016）。

第二节 研究问题

围绕新型互联网医疗服务模式这一研究主题，本书从医生间的合作行为、医生间的竞争行为以及医生独立提供服务这三个角度出发，对在线医疗团队、远程协作、医疗众包、私人医生以及线上-线下渠道整合这五种在线医疗平台中新推出的服务模式进行了研究。其中，从医生间合作行为的角度来看，合作行为可以分为线上合作（在线医疗团队服务模式）以及线上线下合作（远程协作服务模式），通过医生间的合作可以促进知识与经验的共享，并能够提升患者的治疗质量。医生间的竞争行为，如医疗众包服务模式可以使患者能够获得更多的选择，也有助于医疗成本的降低。从医生独立提供服务的角度来看，医生可以选择开通私人医生服务来加强与患者的沟通，以便为患者提供更为个性化的医疗服务。此外，医生也可以通过选择渠道整合服务来提升患者的就诊体验，同时方便医生对线上、线下用户进行有效的管理。从图 1.3 中可以看出，本书所研究的五种服务模式覆盖了医生的不同行为方式，各服务模式之间既有联系又有区别，后文将详细阐述围绕这五种服务模式所提出的研究问题。

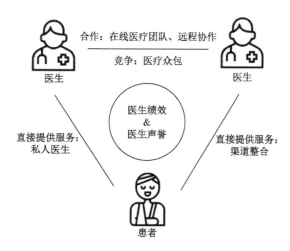

图 1.3 研究问题

（一）在线医疗团队服务模式研究问题的提出

在在线医疗平台中，患者需要通过在线医疗平台中医生提供的相关信息和医生提供的服务来判断医生的专业能力和医疗服务水平，并进一步选择合适的医生问诊（Khurana et al., 2019; Zhang et al., 2017）。为了更好地满足人们日益增长的在线医疗服务需求，在线医疗平台开始鼓励医生通过合作的模式提供在线医疗服务，以提高医疗服务的效率并满足患者日益增长的需求（Staats et al.，2018）。其中最重要的一种合作方式就是鼓励医生组建在线医疗团队（Perry and Mannucci，2015）。在线医疗团队由来自不同医院和不同专业领域的医生组成，团队可以根据患者的需要和疾病种类分配合适的团队成员为患者提供在线医疗服务，团队成员之间可以充分讨论患者治疗方案，以保证诊断的准确性。

在线医疗团队为研究医生的在线医疗平台参与策略提供了全新的视角。构建一个高效的在线医疗团队对提高在线医疗服务效率、促进医生的平台参与行为都有重要作用（Ren et al.，2016），而团队特征对参与在线医疗团队的医生绩效和声誉也会产生重要影响（Pinjani and Palvia，2013）。其中，团队多样性是团队特征之一，指团队成员的背景、能力、年龄等特征存在的差异性程度。以往研究主要从团队层面关注团队多样性特征对团队绩效的影响。有研究发现在线下团队构建过程中，当团队构建的背景和任务目标不同时，团队多样性特征对团队绩效的影响呈现出矛盾的结果（Tekleab and Quigley，2014；Horwitz S K and Horwitz I B，2007）。Baixauli-Soler 等（2015）应用双权变模型研究了团队成员的国籍多样性对团队绩效的影响，发现了两者之间的正向影响关系，同时这种关系对任务相关性和领导者能力有较强的依赖性。一些学者则发现基于性别、能力和教育背景的团队多样性特征会对团队绩效产生负面影响（Tekleab and Quigley，2014；Horwitz S K and Horwitz I B，2007）。然而，很少有文献关注团队多样性特征对团队成员自身行为和绩效的影响。研究团队多样性特征对团队成员自身行为和绩效的影响，对提升成员在合作过程中的积极性以及如何构建高效率的团队都有重要作用。

在在线医疗领域，随着在线医疗平台功能的多样化，除参与在线医疗团队提供服务外，医生还可以独立为患者提供医疗服务，这为探究团队多样性如何影响团队成员自身行为及绩效的影响提供了契机。结合在线医疗平台中医疗服务的特征，医生的经验水平和声誉是患者判断医生专业能力和医疗服务水平的重要指标，进而影响医生的绩效（Liu et al.，2016；Magnini et al.，2013）。类似地，对于在线医疗团队来说，团队的经验多样性特征和声誉多样性特征也可能成为患者判断医生医疗服务能力的一个重要信号，并对团队成员的绩效和声誉产生复杂的效应。

一方面，当团队多样性程度较高时，团队成员之间可以相互学习（Staats et al.，2018）。低经验水平的医生可以向高经验水平的医生学习专业技能，低声誉的医生也可以学习高声誉医生的服务方式。团队成员之间的相互学习可以提高他们的专业服务能力，进而提升成员的绩效和声誉。另一方面，当团队多样性程度较高时，团队成员之间的经验水平和服务能力存在显著差异，团队成员在以团队形式进行服务的过程中，需要在沟通方面投入更多时间精力（Wang et al.，2020）。医生的时间精力有限，在团队服务中投入过多的时间精力，就会导致他们没有时间关注自己的个人医疗业务，进而导致其绩效和声誉下降。因此，为了确定在线医疗团队多样性特征对团队成员的影响，在线医疗团队服务模式研究的第一个研究问题是：在线医疗团队的经验多样性特征和声誉多样性特征如何影响医生的绩效和声誉？

此外，在线医疗平台中团队多样性特征对团队成员绩效和声誉的影响可能因医生的个体特征而表现出异质性效应。在线医疗平台管理者根据医生对平台、患者的贡献程度评选产生有杰出贡献的医生，并授予荣誉奖章。这些"明星医生"的专业服务能力更高、个人影响力也更大。他们从团队其他成员身上学习到的新知识就较少，并且同时还要帮助团队中其他低服务水平的医生，这会导致高服务水平的医生在团队服务中投入较多的时间精力却无法显著提高自己的服务能力。这会进一步影响团队多样性特征和医生绩效、声誉之间的关系。因此，在线医疗团队服务模式研究的第二个研究问题是：团队成员"明星医生"的身份对团队多样性和医生绩效和声誉之间关系产生怎样的影响？

（二）远程协作服务模式研究问题的提出

在在线医疗平台中，除了与其他医生开展线上合作，即组建线上专家医疗团队，为患者提供在线医疗咨询服务外，就是通过远程医疗机构开展线上线下合作，即医生通过在线医疗平台提供技术和专业支持，在线上远程为线下医疗机构的患者提供线上线下相结合的医疗服务。目前已经有一些学者关注了互联网医疗技术基础上的远程医疗服务对医院绩效和患者健康管理的影响（Kakimura et al.，2022），然而，还鲜有学者关注医生和远程医疗机构开展的线上线下合作模式对在线医疗平台中医生绩效和声誉产生的影响。

在线医疗平台中的医生和远程医疗机构的合作行为（doctor-remote medical institution cooperation behavior，DMIC）是在线医疗平台中的医生和远程线下医疗机构中的医生开展合作，是一种线上线下合作行为，这种合作方式和传统在线医疗服务以及在线医疗专家团队服务存在明显差异。在传统在线医疗服务模式中，患者在在线医疗平台中购买医生提供的医疗服务，之后由医生根据患者提供的资料对患者进行一对一咨询，给患者提出相应的健康管理建议（Yang et al.，2021；Khurana et al.，2019）。此外，在线专家医疗团队是以团队合作形式为患者提供在线问诊服务，患者在在线医疗平台购买团队服务后，可以根据自己的病情选择团队内适合的医生进行咨询，这有效提高了医生和患者之间的匹配效率，提高了对医疗资源的利用率（Yang et al.，2021；Khurana et al.，2019）。然而，经过这两种线上咨询服务后，如果患者需要线下治疗，还是需要到线上医生所在的医疗机构进行，这并没有缓解患者在线下就医时面临的时间成本和经济成本问题。

从医生的角度来说，DMIC 具有的独特优势为，促进在线医疗平台中医生活跃度带来了新的契机。以往研究表明，医生是在线医疗平台持续发展的关键。但在线医疗平台仍然面临注册医生数量少、活跃度低等问题（Yang et al.，2021），特别是行业专家更为有限，这限制了互联网技术和医疗服务的深度融合，而 DMIC 这种合作模式可以有效缓解这种问题。比如，医生提供 DMIC 服务，增加了医生的服务渠道，这让患者有更多机会认识医生并且选择该医生提供的在线咨询服务，这会促进医生在在线医疗平台中提供更多的在线咨询服务。然而，提供 DMIC 服务也可能给医生在在线医疗平台中的行为带来负面影响。比如，医生提供 DMIC 服务时，需要和外地的医疗机构和医生协调时间、制订诊疗方案并且确认方案的实施过程，这可能会消耗医生大量的时间和精力（Guo et al.，2017），而医生的精力和时间是有限的，这导致提供 DMIC 服务的医生没有更多的时间参与在线医疗平台的其他活动，从而减少他们的在线咨询量。因此，医生提供 DMIC 服务会对医生在在线医疗平台中的在线参与行为产生怎样的影响还尚不清晰。探究医生在在线医疗平台中参与行为的影响因素对促进医生积极参与提供在线医疗服务、推动互联网医疗平台的良性运转和发展具有重要意义。所以，远程协作服务模式研究的第一个研究问题是：医生通过在线医疗平台开展线上线下合作会对医生的绩效和声誉产生怎样的影响？

同时，医生的个体异质性是患者决策的重要参考因素之一，不同医生参与在线医疗平台的动机也存在显著差异。比如，相比于低职称医生，高职称医生往往拥有更丰富的专业知识和临床经验，在线下也拥有更多的患者资源。因此，高职称医生通过在线医疗平台获得更多患者资源的动机可能相对较弱，而由于其丰富的专业知识和临床经验，他们分享健康知识的动机往往更为强烈（Lee et al.，2019；Mekonnen and Dorfman，2017）。所以，不同的医生提供 DMIC 服务后，可能会对他们的绩效和声誉产生不同影响。因此，远程协作服务模式研究的第二个研究问题是：医生的专业职称会对医生提供 DMIC 服务和他们绩效以及声誉之间的关系产生怎样的调节作用？

（三）医疗众包服务模式研究问题的提出

众包竞赛是指企业将任务外包给互联网众包平台，通过举办有奖竞赛的形式来利用群众智慧解决问题的服务模式（Liang et al.，2017；Zhang et al.，2019）。众包竞赛的参与方通常包括众包平台、问题发布者和问题解决者三方。问题发布者在特定的众包平台中发布任务要求（包括要解决的问题、竞赛时间、奖金等），问题解决者可以选择参加众包竞赛，提交问题的解决方案，最终由问题发布者决定获胜者并给予奖金（Mo et al.，2018）。众包竞赛的竞争过程增加了创新的多样性和可能性，降低了问题发布者解决问题的成本和风险（Jiang et al.，2022）。随着在线医疗平台的逐渐成熟，众包竞赛开始应用于在线医疗领域，患者可以通过众包竞赛寻求帮助并解决自己的健康问题（Juusola et al.，2016；Sims et al.，2016；Sims et al.，2019）。具体而言，患者可以在在线医疗平台中发起医疗众包竞赛，发布健康问题并设置奖金，相关领域的医生可以参与竞赛为患者提供诊疗方案，最后由患者或者平台专家选择提供最佳方案的医生获得竞赛奖金（Wazny，2018）。

以往关于众包竞赛的研究主要关注影响众包竞赛结果的因素和在竞赛中获胜的策略选择问题（Juusola et al.，2016；Sims et al.，2016；Sims et al.，2019），很少有研究关注参与竞赛对参与者自身的行为会产生怎样的影响。随着众包竞赛在医疗服务中的普及，参与医疗众包竞赛已经成为医生展示其服务能力、吸引患者以及获得患者资源的主要竞争手段之一。然而，参与医疗众包竞赛对医生绩效和声誉的影响还尚不明确。一方面，医生在竞赛过程中，需要通过和其他医生竞争来获得患者认可和竞赛奖金，这为医生展示自己的专业服务能力提供了渠道，可以让患者更加直观地对比、了解医生的专业服务能力，进而吸引患者注意、引流患者资源，并提升其绩效和声誉。另一方面，参与医疗众包竞赛也可能对医生产生负面影响。医生需要投入大量的时间和精力以保证他们能更好地展示其服务能力并获胜，在有限的时间和精力限制下，参与医疗众包竞赛可能会降低他们在线服务的效率，进而损害医生的绩效和声誉。因此，医疗众包服务模式研究的第一个研究问题是：医生参与医疗众包竞赛会对他们的绩效和声誉产生怎样的影响？

此外，不同专业职称的医生参与医疗众包竞赛对其绩效和声誉的影响可能不同。高职称的医生往往被认为有更高的专业服务能力和更丰富的临床经验，因此患者更信任高职称的医生，这导致高职称的医生在众包竞赛中更容易吸引患者注意，并获得患者资源。此外，高职称的医生服务能力高，会使其不需要在竞赛中投入很多的时间和精力就可以解决患者的问题，这也会削弱参与众包竞赛可能对医生绩效和声誉产生的负面影响。因此，医疗众包服务模式研究的第二个研究问题是：专业职称对医生参与医疗众包竞赛与其绩效以及声誉之间的关系有怎样的调节作用？

最后，医生的不同参与特征可能会对其绩效和声誉产生异质性影响，不同的参与特征包括医生参与众包竞赛的强度和在比赛中获胜的次数。比如，对于参与强度而言，一方面，医生参与众包竞赛的强度越大，医生在患者面前展示自己的机会就越多，越有可能吸引患者注意，并获得更多患者资源。另一方面，医生参与众包竞赛的强度越大，其在众包竞赛中投入的时间和精力成本就越大，这可能进一步降低医生提供在线医疗服务的效率，进而对医生的绩效和声誉产生负面影响。因此，医疗众包服务模式研究的第三个研究问题是：医生不同的参与特征如何影响医生的绩效和声誉？

（四）私人医生服务模式研究问题的提出

本书针对中国最受欢迎的在线医疗平台之一开展了研究工作，医生在在线医疗平台中可以建立个人主页，患者可以在主页中浏览医生的职称、所在医院、医生已开通的咨询服务种类，并可以看到医生收到的礼物和感谢信的数量。同时，在线医疗平台提供的服务也逐步趋于多样化，如图文咨询、电话咨询、在线预约等，患者对于在线健康咨询风险的态度渐渐发生了转变，逐渐习惯了诊前线上咨询，线下问诊后再回到线上进行诊后管理的这一新型问诊模式和问诊流程。但是，在线医疗平台在拥有明显优势的同时往往会存在一些不足。第一，患者在平台上使用频率最高的是图文咨询，而对平台推出的其他服务如电话咨询和视频咨询服务的使用程度不高，这说明平台在功能设计方面存在一定问题，导致患者的使用率不高，从一定程度上造成了医疗资源的浪费。第二，在线医疗平台上以往的服务大多是一次性的健康咨询服务，患者对平台的黏性不强，不利于平台的持续发展。

为了更好地服务慢性病患者，在线医疗平台推出了私人医生服务，这为本书提供了一个准实验场景。该服务是一种捆绑服务，它将图文咨询和电话咨询进行捆绑，旨在为患者提供长期的疾病管理和健康管理服务。与以往一次性的图文和电话咨询不同的是，患者通过平台和某位医生完成私人医生签约后，日常问题可以随时线上交流，复杂病情可以向医生发起电话交流申请，紧急时刻还能够直接拨打医生的私人电话。这种服务满足了患者想要找寻一名了解自己病情的医生的需求，同时节省了医疗支出，让患者足不出户便能享受到高质量的医疗服务。该在线医疗平台为患者提供了快速筛选的服务，便于患者更快更精准地找到满意的医生。该网站会实时更新平台上最新的私人医生订单，可以给予患者更多的参考信息。

在以往研究中，大多集中于探究如何通过捆绑销售策略实现企业利润最大化，而忽略了捆绑销售推出后对已有单个物品或服务的影响。同时，从消费者感知的角度出发，现有文献大多研究捆绑产品或服务的推出对消费者的产品价格或质量感知的影响，没有探究这种服务模式会如何影响产品或服务提供商的声誉。此外，很少有文献涉及专业服务特别是医疗服务中的捆绑销售，而私人医生服务的推出为研究人员探究捆绑销售对在线医疗服务的影响提供了契机。因此，私人医生服务模式研究的第一个研究问题是：医生提供私人医生服务会对他们的绩效和声誉产生怎样的影响？

由于慢性病形成时间长，需要患者进行长期治疗和健康管理，因此，慢性病和非慢性病的患者在健康服务需求方面可能会存在差异。在方案评估阶段，慢性病患者和非慢性病患者通过平台在线搜索信息，评估医生的职称、所在医院的等级、以往的问诊经验、已开通的服务种类等因素，以寻求合适的医生。在评估开通的服务种类时，慢性病患者和非慢性病患者会表现出不同的偏好，慢性病患者由于治疗周期长，所以更加注重医生是否能够提供长期的、有效的健康服务和治疗建议。因此，私人医生服务模式研究的第二个研究问题是：疾病类型对医生提供私人医生服务与其绩效以及声誉之间的关系有怎样的调节作用？

私人医生服务的效应除了可能随着疾病类型而不同外，还可能会随服务推出时间的增加而发生变化。在购后行为阶段，随着医生开通私人医生服务的时间不断增加，平台上越来越多的医生也开通了此项服务，医生在平台上的相对竞争力减少，开通私人医生服务对患者的吸引力减小，对其决策的影响也随之减小。因此，私人医生服务模式研究的第三个研究问题是：累计开通时间对医生提供私人医生服务与其绩效以及声誉之间的关系有怎样的调节作用？

私人医生服务的推出可能会对加入平台不同时间的医生产生不同的影响。由于加入平台总时间长的医生已经在平台上有了一定的患者和声誉的积累，平台上的品牌形象树立得更好。当患者进行可选商品评估时，加入平台时间长的医生开通私人医生服务比加入平台时间短的医生开通私人医生服务更容易得到患者的信赖。因此，私人医生服务模式研究的第四个研究问题是：医生加入平台总时间对医生提供私人医生服务与其绩效以及声誉之间的关系有怎样的调节作用？

当医生开通私人医生服务后，不同医生的私人医生服务的销量不同，而销量可能也会对私人医生服务的效应产生调节作用。在可选商品评估阶段，当患者看到医生的私人医生服务销量更高时，这表示有更多的患者信赖医生的服务水平，愿意与之建立长期的健康服务的提供者-接受者的关系，这也是医生服务质量更高的一个信号。因此，私人医生服务模式研究的第五个研究问题是：私人医生服务销量对医生提供私人医生服务与其绩效以及声誉之间的关系有怎样的调节作用？

（五）线上-线下渠道整合服务模式研究问题的提出

在线医疗平台中，医生通过线上问诊和线下问诊两种方式为病人提供咨询服务，指导病人的疾病治疗和健康管理。线上问诊是在线健康社区中最常见的服务模式，患者可以通过电脑和手机等设备与医生进行在线图文问诊或视话问诊，无须面对面交流即可获得医生的治疗建议。同时，患者也可以在线上进行医生就诊预约，在预约成功后直接到医生所任职的医院进行办公室问诊，与医生进行线下的面对面交流，接受医生的病情诊断。为了吸引更多患者在平台上进行咨询、问诊、讨论、分享，提高医生的问诊量和社会声誉，在线健康社区对线上渠道和线下渠道的服务进行整合，鼓励医生积极配合和参与，实现患者问诊信息和治疗信息的共享，从而满足患者的需求多样性。通过全渠道整合，患者可以享受"诊前线上咨询，线下医院就诊，诊后线上病情跟踪"无缝连接的一体式就诊体验。然而，这种全渠道整合在创造新机会的同时，也为平台带来了管理上的复杂性，只有合理地应对多种渠道之间的竞争效应和协同效应，才能最大限度地实现全渠道整合的优势（Stone et al.，2002），实现患者、医生、平台多方获利。因此，线上-线下渠道整合服务模式研究的第一个研究问题是：医生开通线上-线下渠道整合服务会对他们的绩效和声誉产生怎样的影响？

患者对医生的判别和选择往往依赖于医生的一些外在特征，如职称、年龄等。由于医疗市场中存在信息不对称问题，这些外在特征成为患者区分不同医生服务水平差异的主要评判标准。当医生提供的信息越多时，信息不对称和这些外在特征的影响将会越少，患者能够更全面清楚地了解医生能力、态度和服务质量。医生进行线上-线下渠道整合是医生能力和态度的表现，在一定程度上传递了医生的质量信息，说明其具有足够的能力来提供医疗服务且在线努力程度更高（Liu et al.，2014）。因此，线上-线下渠道整合服务模式研究的第二个研究问题是：医生的职称对医生开通线上-线下渠道整合服务与其绩效以及声誉之间的关系有怎样的调节作用？

慢性病患者与医生之间的交互包括系统的评估、对治疗方案的关注、对慢性病患者复杂行为的支持。这些交互又必须通过相关信息系统和医生发起的持续病情跟踪来实现（Goh et al.，2016）。在本书的研究背景中，线上-线下渠道整合为医生提供了一个长期跟踪患者病情并且为患者提供治疗建议的机会，符合慢性病患者的需求，因此会增加患者问诊数量。然而，像酒精中毒、急性胃炎等急性疾病的患者则需要及时的门诊服务，所以他们对医生是否进行线上-线下渠道整合关注度相对较弱。因此，线上-线下渠道整合服务模式研究的第三个研究问题是：疾病类型对医生开通线上-线下渠道整合服务与其绩效以及声誉之间的关系有怎样的调节作用？

第三节　研究目的和研究意义

一、研究目的

本书旨在从在线医疗服务模式的视角研究医生的合作服务模式、竞争服务模式、私人医生服务模式以及线上-线下渠道整合服务模式对其绩效和声誉的影响规律及作用机制，分析在线医疗团队服务模式、线上线下合作的远程协作服务模式、参与医疗众包竞赛的竞争服务模式、私人医生服务模式以及线上-线下渠道整合服务模式和医生绩效、声誉之间的影响关系，进而促进医生参与在线医疗服务的积极性、提升在线医疗服务效率和服务质量以及促进在线医疗平台的可持续发展。具体研究目的如下。

（1）厘清在线医疗平台中，线上合作过程中合作伙伴的多样性特征对医生绩效和声誉的影响规律，分析医生的个体异质性特征对上述影响效应的调节作用，拓展现有的团队多样性理论，提高在线医疗平台中医生开展线上合作策略的有效性。

（2）揭示医生的线上线下合作服务模式对在线医疗平台中医生绩效和声誉的影响机制，深入分析线上线下合作行为对医生在线服务效率和服务方式的影响规律，提高在线医疗平台中医生的服务效率。

（3）探索医疗众包竞赛服务模式在在线医疗平台中的应用方式，分析医生参与众包竞赛的竞争行为对其绩效和声誉的影响效应和作用机理，为提高医生参与在线医疗服务的积极性提供支持。

（4）揭示私人医生服务模式对医生绩效和声誉的影响效应及作用机理，剖析私人医生服务与医生绩效和声誉之间的内在关系，探究开通私人医生服务对提升其绩效和声誉的影响规律，为提高医生开通私人医生服务的积极性提供支持。

（5）揭示线上-线下渠道整合对于医生绩效和声誉的影响效应及作用机理，深入分析线上-线下渠道整合对不同类别医生和不同服务提供者的不同影响，为促进和引导网站中医生进行线上-线下渠道整合提供帮助。

二、理论意义

本书关注医生在线合作服务模式（在线医疗团队、远程协作）、竞争服务模式、私人医生服务模式以及渠道整合服务模式对医生绩效和声誉的影响。具体而言，本书具有以下理论意义。

（1）从医生在线合作的视角出发，探究了在线医疗团队服务模式对医生绩效和声誉的影响，并从个人决策的研究视角丰富了团队多样性特征的影响效应研究。以往研究主要从团队层面关注团队多样性特征对团队绩效的影响，本书基于团队多样性理论和信号理论，解释了在线医疗服务团队的多样性特征对医生绩效和声誉的影响及其作用机理，丰富了团队多样性影响效应的研究视角。

（2）探讨了线上医生和远程医疗机构合作这一新型合作模式对于医生绩效和声誉的影响及其作用机理，丰富了医生在线合作行为的类型及其影响的现有研究。本书基于结构洞理论和自我决定理论，分析医生线上线下合作行为对其绩效和声誉的影响，扩展了结构洞理论的应用领域。

（3）从参与众包竞赛对参与者行为影响的研究视角，将以往主要关注众包竞赛结果的影响因素以及参与者在竞赛中策略选择的研究，拓展到关注参与众包竞赛对参赛者的影响效应。本书基于期望理论和信号理论，探讨了参与众包竞赛对医生绩效和声誉的影响效应，拓展了众包竞赛在专业服务领域的应用及其影响研究。

（4）从私人医生这一在线医疗平台推出的服务模式着手，探讨了这一捆绑销售模式对医生绩效和声誉的影响。以往文献主要关注捆绑销售在电子商务领域的应用及其影响，和普通商品不同，医疗服务领域中用户的需求更加复杂并难以识别，私人医生这一新型捆绑销售模式对专业服务提供者的影响尚不明确。本书基于刺激-机体-反应（stimulus-organism-response，SOR）模型和消费者购买决策五阶段模型，解释了私人医生服务对医生绩效和声誉的影响机理，丰富了在线医疗平台中捆绑销售模式的相关研究。

（5）在医疗专业服务领域探讨了全渠道整合对医生绩效的影响，将传统渠道整合研究拓展到专业服务领域，并检验了全渠道整合在专业服务领域的影响效应。同时，针对在线健康社区服务提供方的特点，分析了全渠道整合对医生社会声誉的影响，拓展了现有全渠道整合研究领域的研究视角。此外，本书细化了现有的全渠道整合研究，分析了全渠道整合对不同类别医生的影响作用，将医生职称和擅长疾病作为调节变量，探讨了全渠道整合对不同服务提供者的不同影响。

三、实践意义

本书对在线医疗平台管理者和平台中医疗服务的提供者和接受者均有重要的实践意义。具体而言，本书具有以下实践意义。

第一，对在线医疗平台管理者而言，本书研究发现，在线医疗服务团队的多样性特征、医生间的线上线下合作行为、医疗众包竞赛、私人医生服务模式以及线上-线下渠道整合均会显著影响医生的绩效和声誉，因此，平台管理者应该针对这些服务模式进行深入研究，积极推出这些服务模式，并进行适当的宣传和推广，吸引医生参与到在线医疗服务中。同时，本书研究结果也表明，医生职称、疾病类型、服务参与次数等对于不同服务模式有不同的影响效应，因此，平台管理者应该根据每种服务模式的特点，结合医生的个人特征进行推广，使医生采用最适合自己的服务模式，帮助医生在尽可能节省时间成本的基础上获得最大的经济和社会收益。平台管理者针对这些新型服务模式的应用将能够有力提升医生参与在线医疗服务的积极性、保证在线医疗平台的持续稳定发展。

第二，对于在线医疗平台中医疗服务的提供者——医生而言，本书研究结果发现，参与合作型医疗服务会影响医生的绩效和声誉，这对实现医生参与在线医疗服务的动机有重要的实践指导意义。具体而言，在参与在线医疗服务团队时，医生应该综合考虑团队成员的经验多样性和声誉多样性特征，团队成员的经验多样性有助于医生在合作过程中相互学习、提升专业服务能力，而声誉多样性则可能会对医生的声誉产生负面影响。医生也可以积极地和远程医疗机构开展合作，这有助于医生获得更多的患者资源、提升绩效和声誉。此外，医生参与竞争服务模式也有助于提升医生的绩效和声誉。医生参与医疗众包竞赛的次数越多，对其绩效和声誉的提升作用就越大，在竞赛中获胜的医生获得的收益更大。此外，私人医生服务模式的开通将有助于提升医生在线咨询量，稳定的医患沟通也可以带来患者信任度和满意度的提升。线上-线下渠道整合则可以帮助医生实现病人全方位的跟踪，从而更准确地掌握患者的状态，进一步提升其服务的效率与效果。

第三，对于在线医疗平台中医疗服务的接收者——患者而言，本书研究结果发现了医生参与不同新型服务模式带来的不同影响，归纳了医生职称、疾病类型、参与时长等不同变量对不同影响的调节作用。患者可以基于这些结果，结合个人病情分析最应该选择的服务模式，根据不同服务模式的特点分析医生在线服务行为的规律，把握医生参与不同新型服务模式后获得社会声誉和销售量的具体原因，真正选择最适合自己的医生进行问诊。

第四节 研 究 内 容

本书从医生在线服务模式的视角综合考虑在线医疗团队服务模式、远程协作服务模式、医疗众包服务模式、私人医生服务模式以及线上-线下渠道整合服务模式这五种服务模式对医生绩效和声誉的影响及作用机理，各个部分的研究内容如图1.4所示。

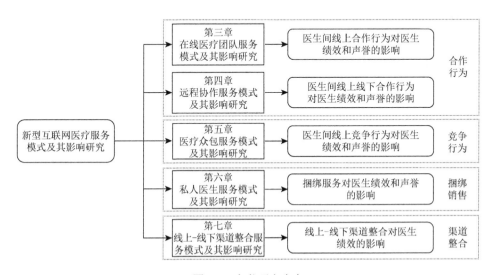

图1.4　本书研究内容

具体而言，本书的主要研究内容包括以下几个部分。

一、在线医疗团队服务模式及其影响研究

本书首先分析在线医疗平台中医生参与在线医疗服务团队后，团队多样性特征对医生绩效和声誉的影响及作用机理，并同时考虑团队成员"明星医生"身份的调节作用。

随着患者对在线医疗服务的需求日益增加，为了更好地满足患者多样化需求、提高医生在线医疗服务的效率，在线医疗平台鼓励医生组建线上医疗服务团队开展线上合作。医生可以和其他地区、其他医院的医生组建线上医疗服务团队，以团队的形式为患者提供在线医疗服务。这种合作服务模式对促进医生参与在线医疗服务的积极性、提高在线医疗的服务效率、优化配置有限的医疗资源以及促进在线医生之间的合作共赢都有重要作用（毛瑛等，2016），而如何构建高效的在线医疗服务团队以帮助医生实现合作共赢是在线医疗平台和医生都需要关注和解决的问题。现有研究表明，团队多样性是构建高效团队的重要指标，并且对团队绩效有重要影响（Wang et al.，2016；Perron et al.，2017）。因此，本书考虑在线医疗服务团队的多样性特征，从个人层面，研究在线医疗服务团队多样性特征对医生绩效和声誉的影响。主要包括以下几个方面的研究内容。

首先，分析医生参与在线医疗服务团队开展线上合作时，团队经验多样性和声誉多样性特征对团队医生绩效和声誉的影响效应。医疗服务中医生和患者之间存在信息不对称的现象，患者不了解医生的真实服务能力，需要通过医生展示的个人信息判断医生的服务能力（Yang et al.，2021）。在线医疗平台中，医生在线医疗服务的经验和声誉是患者判断医生服务能力的重要指标（Godager，2012），经验丰富和声誉高的医生往往服务能力更高。因此，当患者选择在线医疗服务团队时，会综合考虑该团队成员的经验水平和声誉情况，并以此来判断该在线医疗团队的服务能力。本书构建在线医疗团队的经验多样性和声誉多样性特征指标来表示团队中医生整体的经验水平和声誉情况。

团队经验多样性和声誉多样性不仅会影响患者选择，也会对医生产生复杂的影响。一方面，在合作过程中，团队成员之间经验水平和声誉的差异有助于激励医生之间相互学习，帮助医生丰富服务经验、提高服务能力并提升声誉。另一方面，团队成员之间经验水平和声誉的差异可能会影响医生之间的沟通效率，使医生在合作过程中的时间精力成本增加，进而降低其个人服务的效率和声誉。因此，本书将研究医生参与在线医疗服务团队后，团队经验多样性和声誉多样性特征如何影响团队成员个人的绩效和声誉。

其次，考虑团队成员"明星医生"的身份对上述影响效应的调节作用。社交媒体中，一些用户具有丰富的专业知识和经验，所以他们在社交媒体中发布的内

容更具有权威性、更容易被其他用户信任,也会对其他用户产生更大影响(Choi and Rifon, 2012)。在线医疗平台中也存在类似现象。平台管理者根据医生对平台、患者的贡献程度评选产生具有杰出贡献的医生,并授予荣誉奖章,这些"明星医生"的服务水平更高、对患者的影响力也更大。

团队多样性对"明星医生"的影响也更为复杂。从患者选择的角度,考虑到医生和患者之间的信息不对称现象,患者对"明星医生"的信任程度更高,对其服务能力的判断也更不容易受到团队其他成员的影响,这导致团队多样性对"明星医生"绩效和声誉的影响可能更小。从医生合作的角度,"明星医生"丰富的服务经验和高超的服务能力可能会促进团队成员之间的相互学习,而更频繁的学习交流也会让"明星医生"提升自己的专业能力,这导致团队多样性对"明星医生"的影响可能更大。因此,本书将深入分析"明星医生"的身份如何影响团队多样性特征和医生绩效以及声誉之间的关系。

二、远程协作服务模式及其影响研究

本书重点研究医生的线上线下合作行为对其在线服务绩效和声誉的影响及作用机理,并同时考虑医生专业职称的调节作用。

互联网医疗技术的发展为医生开展合作提供了更多的机会。除了组建线上医疗服务团队进行线上合作外,医生还可以和远程医疗机构开展线上线下合作为患者提供医疗服务。该合作服务模式中,医生依托于在线医疗平台提供的技术支持,在线上为远程医疗机构的患者提供诊疗服务。和线上咨询服务只能进行线上交流不同,该服务模式下,线上医生可以在医疗机构的帮助下远程为患者制订诊疗方案,并由该医疗机构付诸实施,患者不再需要到医生所在医院进行线下诊疗,这降低了患者线下诊疗的时间成本和经济成本。这种合作服务模式对促进优质医疗资源下沉、提升医疗资源利用率以及提升医疗服务效率都具有重大意义。

对于医生而言,开展线上线下合作虽然能帮助医生接触更多患者,但开展服务中付出的巨大的时间和精力成本也可能降低医生的在线服务效率,进而对其绩效和声誉产生负面影响。因此,本书将研究医生的线上线下合作行为如何影响其绩效和声誉,并深入探索背后的作用机理,主要包括以下几个方面的研究内容。

首先,研究医生的线上线下合作行为对其绩效和声誉的影响。医生开展线上线下合作对其绩效和声誉的影响可能是把双刃剑。一方面,医生开展线上线下合作为患者提供远程医疗服务,增加医生的服务渠道,这让医生有更多机会接触患者并获得患者资源,进而提升其绩效和声誉。另一方面,医生开展线上线下合作过程中,需要和远程医疗机构协调时间,在当地医院医生的帮助下制订诊疗方案并且确认方案的最终实施过程,这会消耗医生大量的时间和精力

（Guo et al.，2017），降低医生的在线服务效率，进而对其绩效和声誉产生负面影响。因此，本书将分析医生开展线上线下合作服务对其绩效和声誉的影响效应及作用机理。

其次，分析医生的专业职称对上述影响效应的调节作用。不同专业职称的医生服务水平和临床经验程度不同（Huang et al.，2021）。一方面，服务水平高、临床经验丰富的医生在线上线下合作服务过程中，能更准确快速地识别远程医疗机构患者的病症并为患者制订相应的诊疗方案。这使得高职称的医生在线上线下合作服务过程中投入的时间精力成本更低，进而缓解开展线上线下合作对其绩效和声誉产生的负面影响。另一方面，高职称的医生具有高超的专业服务能力，更容易被患者信任，进而可能被更多的患者选择，这会导致高职称的医生不得不将大量的时间精力投入到线上线下合作服务中，而降低其绩效和声誉。因此，本书希望进一步分析医生专业职称的高低如何调节医生线上线下合作行为对其绩效和声誉的影响效应。

三、医疗众包服务模式及其影响研究

本书重点探究医生参与医疗众包竞赛这一竞争服务模式对其绩效和声誉的影响及作用机理，并同时考虑医生不同参与策略的异质性效应以及医生专业职称的调节作用。

医疗众包竞赛是依托于在线医疗平台发展而来的一种创新型医疗服务模式，是众包竞赛服务形式在医疗服务领域的创新性应用。众包竞赛最初是企业以竞赛的形式在互联网平台中将传统上需要内部员工完成的任务外包给相关专业人士的行为（毕功兵等，2021）。企业在相关平台发布问题并设置奖金，相关专业人士在规定时间内提供解决方案，最终由企业确定获胜者并给予奖金（董坤祥等，2016）。同样地，医疗众包竞赛中，患者在平台中发布健康问题并设置奖金，在规定时间内相关专业的医生提供解决该健康问题的方案，最终由患者或者平台管理者确定获胜医生并给予其患者提供的奖金。众包竞赛在医疗服务领域的应用对提升患者和医生的匹配效率、提高医疗服务效率有重要意义。然而，医生参与医疗众包竞赛虽然有机会获得更多患者资源，但是在竞赛中失败也可能会对其绩效和声誉产生负面影响。因此，本书将研究医生参与医疗众包竞赛的竞争行为会如何影响其绩效和声誉，主要包括以下几个方面的研究内容。

首先，研究参与医疗众包竞赛对医生绩效和声誉的影响效应及作用机理。参与医疗众包竞赛对医生的影响尚不明确。一方面，相比于一对一线上咨询服务，在众包竞赛中，患者可以通过对比同领域多个医生的解决方案了解更多的信息，缓解患者由专业知识不足而造成的信息不对称现象（Goh et al., 2016），降低患者的感知风险，增加患者对医生的信任程度，进而提升医生的绩效和声誉。另一方面，医生在医疗众包竞赛中为了获胜会投入更多的时间精力，这会影响他们在线医疗服务的效率，进而对其绩效和声誉产生负面影响。因此，本书将研究医生参与医疗众包竞赛对其绩效和声誉的影响效应。

其次，分析专业职称对医生参与医疗众包竞赛影响效应的调节作用。由于不同专业职称的医生服务能力和经验水平不同，医生参与众包竞赛可能对其绩效和声誉产生不同影响。比如，高职称的医生由于服务能力强、经验丰富而更容易受到患者关注，并获得患者信任。因此，高职称医生参与众包竞赛有更大的机会获胜，进而获得更多患者资源、提升绩效和声誉。因此，为探讨不同专业职称的医生参与医疗众包竞赛的不同影响，本书将分析医生专业职称对医生参与医疗众包竞赛和其绩效以及声誉之间关系的影响效应。

最后，分析医生不同的参与策略如何对其绩效和声誉产生异质性效应。医生不同的参与策略包括医生的参与强度和在竞赛中获胜的次数，医生不同的参与策略可能对医生的绩效和声誉产生不同影响。比如，对于参与强度而言，一方面，医生参与医疗众包竞赛的强度越大，其在患者面前曝光的机会就越多，医生就有更多机会获得患者的关注、得到患者的认可，进而提升其绩效和声誉（Liu et al., 2014）。另一方面，医生参与医疗众包竞赛的强度越大，意味着其在竞赛中失败的可能性就越大，在竞赛中失败会导致医生的专业水平不被患者认可，从而对其绩效和声誉产生负面影响。因此，本书将深入分析医生不同的参与策略将如何影响其绩效和声誉。

四、私人医生服务模式及其影响研究

本书重点探索私人医生服务模式对医生绩效和声誉的影响及作用机理，并同时考虑医生个人特征的调节作用。

如何促进医生和患者更好地使用平台上的服务，在实现医生经济和社会回报的同时使患者享受到更好更便捷的医疗服务是至关重要的问题，为此，平台常常会推出新的服务以满足更多患者的需求，或是针对医生推出一些奖赏和激励措施。本书以平台推出私人医生服务（患者可与心仪医生签订长期医疗服务）这一捆绑服务为基础，从医生的角度出发，研究私人医生服务的推出对医生已有服务的销量和声誉的影响，主要包括以下研究内容。

首先，研究平台推出私人医生这一捆绑服务后对医生咨询量的影响。不同于平台已有的图文和电话咨询这类一次性的咨询服务，当患者通过私人医生服务与心仪医生进行签约后，患者可以享受医生提供的长期医疗咨询服务，患者可以随时与医生在线交流日常疾病和健康问题,也可以与医生电话交流复杂病情。因此,当平台首次推出长期服务后会对已有的短期服务产生怎样的影响,对平台的稳健发展具有指导借鉴意义。本书研究了当平台推出私人医生服务后,对医生已有的图文和电话咨询服务销量的影响。

其次,分析推出私人医生这一捆绑服务后对医生声誉的影响。声誉是社会公众对产品或服务给予积极评价的程度。电子市场中使用声誉作为一种强化信任、威慑和激励的机制,以此避免欺诈行为(Dellarocas,2003)。在线医疗中,医生声誉会影响用户对医疗渠道的初始信任(罗剑宏和余子希,2017),因此,声誉也越来越受到平台上服务提供方的重视。本书基于平台推出私人医生服务构建准自然实验,建立是否开通私人医生服务与医生声誉的研究假设和模型,分析私人医生服务对医生声誉的影响。

最后,探讨医生的个人特征对私人医生服务效应的调节作用。具体地说,本书考虑了疾病类型、医生累计开通私人医生服务的时间、医生加入平台总时间以及私人医生服务销量这四个因素的调节作用。

五、线上-线下渠道整合服务模式及其影响研究

本书探究了线上-线下渠道整合服务模式对于医生绩效和声誉的影响效用及作用机理,同时考虑医生类别对线上-线下渠道整合的调节作用。

在线医疗平台中,线上-线下渠道整合是指医生对线上就诊和线下就诊的信息进行整合,实现线上就诊和线下就诊的无缝连接和转换,使得患者可以享受更全面的就诊体验,其具体服务覆盖线上诊前咨询、线下医院接受治疗和线上诊后病情跟踪等方面。这种快速发展的渠道整合互动方式集成了不同渠道的优点,改变了消费者和零售商之间多渠道购买的传统交互方式(Berry et al.,2010),进一步提升了服务质量(Herhausen et al.,2015)。线上-线下渠道整合是实现患者医疗信息共享的关键因素之一,对医生绩效有显著影响,是医生绩效管理的重要因素。

首先,研究线上-线下渠道整合对医生问诊量的影响。对于在线医疗平台而言,一方面,线上咨询渠道突破了地域界限、不受时间约束,为患者咨询提供了极大的便利。大城市医生通过网络向边远地区患者提供各种医疗服务、进行疾病诊断和治疗指导,使得边远地区患者享受大城市的优质医疗资源,从而缩小了医疗资源的地域差异(Goh et al.,2016)。另一方面,患者通过线下就诊渠道能够面对面地与医生沟通交流,并充分利用医院的各种医疗设施,从而更有利于医生对患者进行疾病诊断和治疗,提升患者的服务满意度。线上-线下渠道整合能够集成线上渠道和线下渠道的优点,使患者可以根据需要

在不同场景下采用不同的就诊模式，并基于功能的整合实现不同渠道就诊的无缝连接，但是这种渠道整合所产生具体的影响效用及作用机制尚不清楚。因此，本书将探究医生开通线上-线下渠道整合功能对其绩效的影响效用。

其次，分析线上-线下渠道整合对医生声誉的影响。医生开通线上-线下渠道整合功能后，能够向患者提供"诊前线上咨询、线下医院问诊、诊后线上病情跟踪"的无缝连接一体式治疗服务，患者就诊和治疗信息将能够在两个渠道中实现有效共享和使用，使患者可以得到更全面和更优质的病情诊断和医疗服务。因此，患者对医生的满意度将会受到影响，从而影响医生的社会声誉（Guo et al., 2017）。医生进行线上-线下渠道整合，医患之间的交流频率和强度会增加，医生可以随时了解患者的全过程病情以及线上和线下各类诊疗信息，对患者有更清晰的了解和更精确的诊断。同时，患者可以通过全渠道咨询医生，更容易对医生形成信任感和依赖性，有利于和医生建立长期稳定的医患关系，这种长时间的、较为稳定的医患关系会影响患者对医生的评价，然而线上-线下渠道整合对医生声誉的提升起到了何种程度的作用尚未明晰。因此，本书将探究线上-线下渠道整合对于医生声誉的影响效用和作用机理。

最后，探讨医生类别对渠道整合效用的调节作用。患者对医生的判别和选择往往依赖于医生的一些外在特征，如职称、年龄等。由于医疗市场中存在信息不对称问题，这些外在特征成为患者区分不同医生服务水平差异的主要评判标准。因此，本书将对医生职称对线上-线下渠道整合效用的调节作用展开研究。此外，患者的疾病类型也成为本书另一个关注的调节因素，如慢性病患者病程较长，因此会借助平台与医生产生更多的交互，而像酒精中毒、急性胃炎等急性疾病的患者则需要及时的门诊服务，所以不同疾病类型可能会对医生线上-线下渠道整合的效用产生影响。

第二章 相关理论介绍与文献回顾

　　本章首先介绍本书各部分研究所涉及的相关理论，从而为后续研究假设的建立奠定基础。其次，对在线医疗平台、在线合作等领域的相关研究成果进行回顾，从而使读者能够了解领域内研究的进展。再次，对本书所使用的双重差分（difference-in-differences，DID）方法及倾向得分匹配（propensity score matching，PSM）方法进行介绍。最后，根据相关文献的回顾分析，对已有研究进行述评。

第一节　相　关　理　论

一、信号理论

　　在社会、政治、经济等活动中，一些成员拥有其他成员无法获取的信息，这种现象被称为信息不对称。信号理论认为，在信息不对称的情况下，缺乏信息的一方可能会因为信息不对称而遭受损失（Khurana et al.，2019）。信号理论的应用有两个先决条件：信号发出者和信号接收者之间存在信息不对称现象，以及信号发出者和接收者之间可能出现分歧或者利益冲突（Kordzadeh and Warren，2017）。对于医疗行业，尤其是在线医疗平台，医生对患者的病情和治疗计划了解更多，而患者没有医学专业知识来判断自己的病情，因此很难评估医生的治疗计划是否有效（Hansen et al.，2019）。个别医生可能会利用信息不对称来获取利益。比如，医生可能会建议患者购买不必要的医疗服务而获取额外利益。

　　根据信号理论的作用机制，在线医疗平台中，医生的在线信息可以被理解为医生医疗服务质量的信号。患者依靠医生的在线信息来减少医生和患者之间的信息不对称问题（Khurana et al.，2019）。其中，最常用的信息是医生的在线声誉和他们的工作经验。首先，医生的在线声誉是可以传递其医疗服务质量的信号，用来监督医生的在线服务过程。如果医生在医疗服务过程中有不合理行为（如提供不必要的诊疗建议、服务态度差等），患者可以对其不合理行为进行评价并展示在在线医疗平台中，从而对医生造成声誉和经济上的惩罚（Liu et al.，2016）。其次，医生自身的专业知识和专业技能以及临床经验的积累是他们提供有效医疗服务的基础。经验丰富的医生意味着他们诊断了更多的患者，相比于缺乏经验的医生而言，这些医生往往能够对患者的疾病做出更准确的判断。因此，在线医疗平台中，医生的经验水平能够向患者传递医生专业能力的相关信息，这也可以帮助缓解医生和患者之间的信息不对称问题（Persico et al.，2018；Chen et al.，2019）。

二、社会学习理论

在 1977 年，社会学习理论最早由 Bandura（1977）提出。该理论主要研究观察学习和自我调节对人们行为的影响，关注人们的行为和环境之间的相互作用。该理论认为观察学习通过两种途径影响人们的行为：一种是通过直接经验习得行为反应模式，即通过直接经验学习；另外一种是通过观察示范者的行为而习得行为模式的过程，即通过间接经验的学习（Lu and Rui，2018）。在线医疗团队中，团队成员相互观察他人提供在线医疗服务的过程，并且学习他人的服务经验，提升个人的专业服务能力，进而提升其绩效和医疗服务质量。

在团队服务过程中，团队成员之间可以通过相互学习提升自身的服务能力，进而影响其绩效和声誉。本书将社会学习理论应用于团队合作服务模式研究，基于该理论分析在线医疗团队多样性特征对团队成员绩效和声誉的影响。

三、结构洞理论

结构洞理论最早由伯特（Burt）提出，主要用于研究人际网络的结构，分析网络结构如何为用户提供更多的利益或回报（Raman and Grover，2020）。具体而言，如果用户 A 和用户 B 在人际网络中没有直接连接，而这两个用户之间要想发生联系只能通过第三方用户 C，那么第三方用户 C 在其关系网络中就占据了一个结构洞。根据结构洞理论，用户在网络中的位置比关系的强度更为重要。这是因为用户在网络中的位置决定了他们所能控制的信息、资源和权力。因此，占据结构洞的用户有机会掌握更多信息以及获得更多资源，这些信息和资源能够让用户在竞争中获得更多优势，进而提升其竞争力（Raman and Grover，2020）。

具体而言，占据结构洞的用户通过获得信息优势和控制优势来提高他们的竞争力。信息优势主要通过三种途径实现：摄取、时效性和举荐（Batjargal，2010）。摄取是指在创建信息交互网络时，结构洞越多，个体用户获得网络中异质性资源的机会就越多，从而降低用户信息收集的成本（Tang et al.，2017；Jensen，2008）。时效性是指占据结构洞位置的个体用户能够快速获得不同信息网络中的宝贵资源并及时根据不同信息网络中用户的需求进行资源交换，从而保证各方信息获取的时效性（Ozer and Zhang，2019）。举荐指的是处于结构洞位置的个体用户有更多外部资源和更多渠道来发现新的机会，因为他们可以快速收集信息、识别信息并对信息做出反应（Quintane and Carnabuci，2016）。这三种途径共同保证了占据结构洞的个体用户能够获得信息优势。此外，占据结构洞位置的个体用户还可以获得额外的控制优势（Soda et al.，2018）。具体而言，占据结构洞位置的个体可以利用其位置在不同网络之间形成控制，充分利用其获得的信息优势和协调优势，将不同网络中的信息进行有效整合，并根据自己的需求设计信息的内容、传播方式以及传播方向等，从而实现对信息的控制优势（Batjargal，2010）。

医生在采取 DMIC 服务模式的过程中，存在两个医疗服务网络，一个是在线医疗平台中的医生和患者组成的线上医疗服务网络（Jensen，2008），另一个则是远程线下医疗机构中医生组成的线下医疗服务网络（Quintane and Carnabuci，2016）。根据结构洞理论，提供 DMIC 服务的医生位于在线医疗服务网络和远程线下医疗服务网络的结构洞位置，即医生同时处于线上医疗服务网络和线下医疗机构组成的医疗服务网络中，根据结构洞理论，处于结构洞位置的医生拥有信息优势和控制优势，进而会对他们的绩效和声誉产生影响。

四、自我决定理论

自我决定理论是研究个体行为动机的理论，主要研究个体行为的自我激励或自我决定的程度（Duprez et al.，2021；Chiu，2021）。自我决定理论假设人们是积极的个体，具有自我整合、自我完善和持续学习的积极动机，而且，这种动机不是自然出现的，而是受到外部环境的支持。环境对个体行为动机的影响主要通过满足个体的三个基本心理需求——自主需求、胜任力需求和关系需求来实现。当个体的这三种基本心理需求得到满足时，个体的幸福感水平往往更高（Ryan and Deci，2020）。

自主需求是指个体在活动或行为上具有高度自决权的需要，即个体在从事各种活动的过程中可以根据自己的意志做出选择（Lohmann et al.，2018）。当个体的自主需求得到满足时，个体参与活动的主动性、参与强度和创造力会更高。胜任力需求是指个体能够有效、熟练地完成一些活动，以体现其突出能力的需求。有学者发现，当个体的能力需求得到满足时，会产生一种对环境的控制感，从而增强个体参与活动的积极性（Ryan and Deci，2020）。关系需求是指个体与他人建立相互尊重关系的需要。当个体的关系需求得到满足时，他们会感受到良好的人际合作关系所带来的安全感，体验到对环境的控制感，进而提升个体的幸福感（Lee et al.，2015）。

医患关系紧张是医疗服务中医生面临的重要问题，如何提升患者对医疗服务的满意度、改善医患关系是平台管理者和医生关注的重要问题。在自我决定理论的框架下，满足患者的三个基本心理需求是提高患者满意度的重要途径。本书将把自我决定理论应用于医生的线上线下合作行为研究，分析线上线下合作行为的影响。

五、期望理论

期望理论认为，个体做出的每个决策的动机都是由对他的行为将获得的奖励的预期决定的，而与该决策相关的奖励的主观价值被称为该个体获得的效价（Chen et al.，2020；Lawler and Porter，1967）。期望理论在管理学领域获得了极大的发展（Jian et al.，2018；Chen et al.，2020）。弗鲁姆（Vroom）等将员工工作过程中的期望分为两个阶段，第一阶段是个体通过个人努力达到第一级目标，这一级目标指的是员工预期的成绩或者工作绩效，如完成一项特定的工作任务（Zhang et al.，2019；Han et al.，2020）。员工第二阶段的期望是通过工作来实现其第二级的目标，这一级的目标主要是指人们希望通过参与工作获得的额外奖励，如通过工作提升自己的工作能力、获得他人的认可，进而实现加薪、升职等目标（Lawler and Porter，1967）。这些额外奖励是用来满足员工内在需求的主要方式。

在期望理论的框架下，医生参与医疗众包竞赛的第一级目标是解决患者健康问题并获得竞赛奖金。除此之外，医生参与在线医疗服务的主要动机是获得患者资源、提升绩效和经济收入以及提升个人影响力。医疗众包竞赛为医生提供了在患者和同行医生之间展示专业能力的机会，是医生竞争患者资源的重要手段。因此，医生参与医疗众包竞赛的第二级目标是通过展示其专业医疗服务能力，进而获得更多患者资源、提升其绩效和声誉。

六、SOR 模型

梅拉比安（Mehrabian）和罗素（Russell）于 1974 年第一次提出 SOR 模型。该模型表明，某些环境因素会刺激个体的情绪和认知状况，从而导致某些行为结果（Donovan and Rossiter，1982），已有学者将这一模型扩展到网站体验、消费者行为领域和计算机体验等（Mollen and Wilson，2010；Rose et al.，2012）。本书将SOR 模型应用于消费者行为领域，并考虑了一种特殊的消费场景，即患者在在线医疗平台中健康咨询服务的购买决策行为，从而分析对医生的影响。SOR 模型包括三部分：刺激、机体和反应。第一个"刺激"成分是指"引起个体的影响"（Eroglu et al.，2001）。本书认为在线医疗平台中医生新推出私人医生服务是对患者的刺激因素。"机体"因素可包含个人特征、感知价值、情感因素等，是对顾客的刺激和反应之间进行干预的整个过程（Ng，2013）。本书考虑了疾病类型在患者接收到刺激后做出反应这一过程中的影响。"反应"因素可分为心理反应和行为反应，在行为反应中，可包括信息搜集、网站使用、商品购买等（Hajli，2014）。在本书中，患者的反应因素包括健康咨询服务的购买行为，使用服务后向医生赠送礼物和感谢信行为。

七、消费者购买决策五阶段模型

科特勒将消费者的购买决策过程按照发生的时间先后顺序分为五个阶段（Hansen，2005），即需求认知、信息搜集、可选商品评估、购买决策和购买后行为，各阶段解释如下。

需求认知阶段。当消费者认为已有商品或服务不足以满足目前的需求时，或是商品或服务的提供商推出了新产品或新服务时，就会使消费者产生购买新商品或服务的想法。除了外在因素的刺激，消费者的需求还可能由某些内在因素激发。在本书中，在线医疗平台推出的一项新的健康咨询服务——私人医生服务，作为外部诱因对患者的服务需求产生了刺激。

信息搜集阶段。当消费者有了购买新商品或服务的需求后，为了进一步了解商品或服务，消费者会通过多种渠道获取更多与商品或服务的相关信息。比如，消费者在自己已有记忆中搜索与该商品或服务有关的信息，或是依赖网络或身边人继续进行信息搜集。在本书中，除了医生的线下口碑外，患者会浏览在线医疗平台上的信息，包括医生的声誉，提供的服务种类，不同服务的内容和特征，医生以往的咨询记录等信息。

可选商品评估阶段。消费者将获取到的所有相关信息进行整合和处理，对所有可选商品或服务的功能、价格、质量等方面进行评估，以筛选出满意的商品或服务。这一阶段发生在消费者进行实际购买决策之前，对下一个购买决策阶段会产生重要的作用和影响。在本书中，患者面对在线医疗平台上的各种医生和各种服务，通过评估上一阶段所获得的信息，选择合适的医生和合适的服务。

购买决策阶段。经过上一阶段对商品或服务的评估后，消费者确定了最终购买的目标并进行了实际的购买行为。消费者的购买决策最终转化成商品或服务提供商所售商品或服务的销量。在本书中，患者最终确定了选择的医生和服务，购买了该医生的服务，增加了该医生该服务的咨询量。

购买后行为阶段。消费者购买商品或服务并使用后，会结合自身的使用体验对该商品或服务做出评价，以此来衡量决策的满意度。在本书中，当患者通过在线医疗平台购买了医生的健康咨询服务并使用后，会通过写感谢信或赠送虚拟礼物的方式表达自己的满意度，从而转化成医生在平台上的声誉。

消费者购买决策五阶段模型中的五个阶段可用来解释 SOR 模型中机体的反应（Zhang and Benyoucef，2016）。在线医疗平台推出私人医生服务这一外部刺激因素会对不同疾病类型的患者产生不同的影响，他们会对此做出不同的反应，即他们在购买决策的五个阶段中会有不同的表现。基于在线医疗平台的面板数据集，本书主要探讨私人医生服务的推出对患者在购买决策和购买后行为这两个阶段行为的影响，以及患者的疾病类型对这些行为影响的调节作用。本书将私人医生服务的推出作为外部刺激因素，机体的个人特征是患者的疾病类型，SOR 模型中的反应因素是患者在购买决策和购买后行为这两个阶段的行为。

八、期望不一致理论

Oliver（1980）提出了期望不一致理论，该理论是指消费者在购买产品或服务之前，对将要购买的产品或服务水平抱有初始期望，当发现购买的产品或服务的实际产出水平较高时，会与消费者的期望产生"正面不一致性"；当消费者发现购买产品或服务的实际产出水平较低时，会与消费者的期望产生"负面不一致性"；当消费者发现购买产品的实际产出水平正好达到自己的期望时，就会出现"完全一致"的心理状态。消费者对产品或服务的预期水平与自身期望之间的差异直接影响消费者的满意度。当出现"负面不一致性"时，消费者的满意度会大幅度降低；当出现"正面不一致性"时，消费者的满意度会大幅度上升；当达到"完全一致"的心理状态时，消费者处于基本满意状态。

Boshoff 和 Allen（2000）研究了期望不一致理论与满意度的关系：消费者实际购买产品或服务后对其真实质量的感知与购买之前对该产品或服务的感知质量和水平之间的差异导致的高兴或失落的心理状态。研究认为满意度是实际质量与感知质量之间差距的函数。当实际质量低于感知质量时，消费者满意度较低；当实际质量高于感知质量时，消费者满意度较高；当实际质量与感知质量持平时，消费者的满意度无明显波动。

Rotter（1971）研究了期望不一致理论与信任的关系：当产品或服务没有达到消费者的期望水平时，他们就会对产品或服务产生不信任感；反之，当高于消费者期望水平时，他们则会产生信任感。Chitturi 等（2007）研究表明当产品或服务能够满足消费者功能性需求，并且消费者对该产品或服务的享受性属性为正面评价时，消费者则会更为容易地证实自身判断的正确性，从而对产品或服务产生信任感。产品或服务的高享受属性会增加消费者自身的愉悦感和幸福感，而产品或服务的高功能属性会增加消费者的安全感和信任感，这些信任感和幸福感的产生源于消费者对产品或服务属性的感知，以及与他们内心真实期望水平的比较。

由于在线健康社区中存在明显的信息不对称现象，患者只能通过极少的信息对医生做出判断。通常情况下，患者一开始对低职称的医生的医疗产出水平是抱有较低期望的。但是，低职称的医生进行线上-线下渠道整合功能后，为患者提供无缝连接的问诊体验，使得患者对低职称医生的医疗产出水平的认可有了显著提升，其最初的低期望被正面否定，进而使患者对低职称医生的满意度大幅提高，对低职称医生的认可度和评价更高，因此本书认为医生职称将对线上-线下渠道整合服务模式与医生绩效和声誉之间的关系产生影响。

第二节　文　献　回　顾

为了全面总结在线医疗平台现有研究的不足，本节将从在线医疗平台、在线合作、众包竞赛、捆绑销售以及渠道整合五个方面总结分析现有文献。

一、在线医疗平台相关研究

随着在线医疗平台的逐步普及，越来越多的学者针对在线医疗平台开展了研究工作，深入探索了在线医疗平台的性质特征、用户参与行为、在线声誉和收入等方面的内容，本节重点分析跟本书关系紧密的医生提供在线医疗服务的动机、绩效和声誉影响因素两个方面的文献。

（一）医生提供在线医疗服务的动机研究

近年来，随着互联网医疗技术的发展，在线医疗平台也获得了迅速发展。在线医疗平台是一种为医生和患者提供在线医疗服务的双边数字医疗市场（Wang et al.，2020）。在在线医疗平台中，医生可以通过实名注册账号为平台中的患者提供在线医疗服务，如以图片和文字相结合的方式提供线上医疗咨询服务、电话咨询服务以及线下门诊预约服务等（Khurana et al.，2019）。除了线上医疗咨询服务外，在线医疗平台也是医生分享专业医学知识、科普健康知识的主要平台（Yan et al.，2016）。医生可以在在线医疗平台中通过不同的形式分享医疗专业知识。知识分享的功能使医生既可以和同领域其他医生进行学术交流，也可以向患者普及健康知识并吸引更多的患者。

在线医疗平台是人们获取医疗信息、寻求健康支持和疾病诊疗的重要途径，为医生和患者提供了全新的医疗服务平台和场景。医生作为在线医疗服务的提供者，他们的积极参与对在线医疗平台的发展至关重要。医生参与在线医疗平台的动机主要包括三个方面：增加经济收入、建立个人声誉以及获得更多患者资源（Guo et al.，2017）。

首先，医生通过在线医疗平台提供医疗服务可以获得更多的经济收入（Guo et al.，2017）。传统医疗服务过程中，医生往往会面临工作强度大、经济收入低等问题。有学者研究发现，在线医疗服务平台为医生提供了额外的工作机会，医生在在线医疗平台中提供付费医疗服务可以有效改善医生经济收入低的现状（Liu et al.，2014）。其次，随着自媒体发展和网红经济增长，通过参与在线医疗平台建立个人声誉、提高大众影响力也成为医生参与在线医疗平台的重要动机（Guo et al.，2017）。在线医疗平台建立的信息反馈系统为医生建立个人声誉和提升大众影响力提供了基础（Liu et al.，2016）。此外，有研究表明，医生获得的患者资源越多，他们的经济收入就越高，也有更多的机会积累临床经验（Mohd et al.，2021）。由于医疗资源分布不均衡，医疗资源匮乏的地区往往不容易获得患者资源，而在线医疗平台的出现为改善这种现象提供了机会。在线医疗平台打破了时间、空间的限制，让医生可以通过在线医疗平台获得患者资源，这也是医生参与在线医疗平台的重要动机（Lu and Rui，2018）。因此，如何帮助医生满足其参与在线医疗服务的需求值得引起学者的关注。

（二）医生绩效和声誉的影响因素研究

随着在线医疗平台的发展，医生之间的竞争也日益激烈，探讨影响医生绩效和声誉的影响因素对提升医生自身竞争优势至关重要（Hartzler et al.，2016）。本书分别从传统医疗服务过程中医生绩效的影响因素、在线医疗平台中医生绩效的影响因素以及在线医疗平台中医生声誉的影响因素三个方面进行总结。

在传统医疗服务过程中，医生的绩效主要受到两方面因素影响，包括个体因素和系统因素（Shaarani et al.，2017）。学者的研究首先聚焦于医生的个体因素，包括性别、年龄、种族等人口统计学层面特征，个人的身心健康特征，与患者和同事的关系状况以及家庭情况等方面（Shaarani et al.，2017）。例如，Shaarani 等（2017）认为医患关系是影响医生绩效和患者满意度的重要因素，良好的医患关系能够帮助医生显著改善其绩效和患者满意度。系统因素是对医生绩效产生重要影响的另一类因素，主要包括工作环境、工作方式、工作强度和工作时间等方面。比如，从工作环境的角度，Hartzler 等（2016）研究发现，医院内部的有效信息沟通和反馈机制是提升医生绩效的重要手段。如果能建立有效信息沟通和反馈机制，将有助于提升医生服务效率，进而提升医生的绩效。此外，Persico 等（2018）从医生工作方式的角度研究了医生绩效的影响因素，研究发现不同的换班方式会影响医生的睡眠和休息时间，进而影响医生的服务质量和绩效，通过对不同换班方式的跟踪对比分析，他们发现 24 小时换班制下，医生的处理速度、记忆能力和推理能力显著下降，并显著影响医生的诊疗绩效和服务质量。

在线医疗平台中，医生绩效是指医生服务的患者数量以及在服务过程中投入的工作量（梁俏等，2017）。影响医生绩效的因素主要包括医生和患者之间关系、平台功能以及医生的个人特征等方面。在线医疗平台中医生和患者之间的稳定友好关系被认为是影响医生绩效的重要因素。在线医疗平台中医生和患者之间的信息不对称问题更为严重，而稳定友好的医患关系有助于改善患者对医疗服务的满意度，进而提升医生绩效（Hartzler et al.，2016）。一些学者则关注平台功能设置对医生在线医疗绩效的影响，这些学者研究发现，在线医疗平台的信息反馈系统可以帮助患者判断医生服务质量，监督医生在线服务过程，进而提升医生的服务质量和效率（Perron et al.，2017）。此外，医生的个人特征也会影响医生绩效。有学者在社会理论框架下，把医生的专业职称和在线口碑分别看作在线医疗平台中医生的地位资本和决策资本，研究了医生的地位资本和决策资本对医生绩效的影响（Guo et al.，2017）。

在线医疗平台通过建立在线评价系统来监督医生在线医疗服务的质量（Han et al.，2021）。患者可以对医生提供的医疗服务评分，其他患者可以通过医生医疗服务的评分判断医生的服务水平和服务质量（唐坤孟等，2021）。有研究表明，医生的在线评分不仅可以反映医生的服务水平和质量，也是医生自我形象管理、建立个人声誉的重要组成部分（Chen and Chen，2020）。现有文献中影响医生在线声誉的因素主要包括平台功能建设和医生的社交互动行为两个方面。从平台功能建设角度，Perron 等（2017）在研究中证实在线医疗平台建立信息反馈机制可以帮助医生及时了解患者需求并及时解决患者的健康问题，发现高效的医疗服务效率有助于提升医生的声誉。此外，Huang 等（2021）在其研究中发现，在线医疗平台整合医生线上线下服务渠道的功能推出有助于医生优化其线上线下服务流程，这对提升医生声誉有重要作用。从医生社交互动行为的角度，Khurana 等（2019）在其研究中发现，医学问答平台中医生和患者的在线互动会缓解医生和患者之间的信息不对称问题，提升患者对医生的信任度，是医生建立声誉的有效途径。此外，Liu 等（2014）的研究发现，医生如果掌握了优秀的医学专业知识和服务技能，就更有可能与患者建立良好的互动关系，这有助于医生在在线医疗平台中建立良好的声誉。

二、在线合作相关研究

在线合作的形式多种多样，本节主要介绍跟本书密切相关的在线医疗服务团队、团队多样性、远程医疗服务三个方面的文献。

（一）在线医疗服务团队相关研究

医生在在线医疗平台中可以和其他医生开展线上合作，以在线医疗服务团队的形式为患者提供在线医疗服务。随着在线医疗平台的逐渐成熟，组建在线医疗团队已经成为平台中医生合作的主要形式之一（李佳颖等，2020）。以往关于在线医疗服务团队的研究主要包括影响服务团队绩效的因素和医生参与在线医疗服务团队的影响两个方面。

在线医疗服务团队绩效的因素包括团队的专业资本、团队成员多样性特征和领导类型。李佳颖等（2020）在其研究中发现，团队的专业资本会对在线医疗服务团队的绩效有显著正向影响，而团队异质性特征则会对团队绩效产生负面影响。此外，一些学者结合医生的在线行为特征构建团队多样性指标，研究发现在线医疗团队的经验多样性和团队绩效之间存在显著正向关系，而团队的声誉多样性和团队绩效之间则存在显著负向关系（Yang et al.，2021）。另外一些学者则关注团队领导特征对团队绩效的影响。有学者研究发现，在线医疗团队的领导结构会对团队状态产生显著影响，相较于弱势型领导结构，权威型领导结构更有助于团队成员之间的合作，并提升团队绩效（Tekleab and Quigley，2014）。

医生参与在线医疗服务团队的影响研究主要关注在线医疗团队特征对团队成员绩效的影响，主要包括团队身份、团队成员努力程度、团队规模以及团队成员关系等特征。比如，有研究发现，加入在线医疗服务团队有助于提高医生的绩效，团队成员身份对医生的绩效有显著调节作用，而团队规模对医生绩效的影响呈"U"形关系（李佳颖等，2020）。一些学者则从社会比较理论的角度，研究团队成员的努力程度对特定成员绩效的影响。该研究发现，团队成员的努力程度越高，就越会激励特定成员参与在线医疗服务，进而提升其绩效（Han et al.，2021）。此外，还有一些学者关注团队成员之间的关系对其绩效的影响。Qiao 等（2021）的研究结果表明，团队成员和其他成员的匹配度越高，则越有利于医生提升其绩效。

（二）团队多样性的影响

团队多样性是指团队成员之间的差异性，包括人口统计学特征多样性、信息多样性和价值多样性几个方面。最常见的特征多样性是团队成员人口统计学特征的多样性程度，如性别、年龄、种族等方面的差异性（Tekleab and Quigley，2014）。信息多样性是指团队成员因为专业背景和职务等原因拥有不同的信息来源，这类多样性特征随时间发生变化，通常可反映团队成员的个人能力（Wang et al.，2016）。价值多样性代表了团队成员对于理解团队任务、团队目标和团队使命的差异性，往往涉及人们的心理认知和价值观念（Tekleab and Quigley，2014）。以往研究表明，团队多样性特征对团队绩效有重要影响。

团队多样性特征对团队绩效的影响尚无定论。一方面，团队多样性可以为团队提供更广泛的知识、信息来源，有助于团队高效地解决问题，进而提高团队绩效。比如，Wang 等（2016）以成员的价值观、信念等为指标测量团队多样性，研究了团队多样性和团队创造力之间的关系，发现多样性特征能够提升团队成员的参与动机，进而提升团队创造力。Lee 等（2015）则关注在线学习平台中团队多样性对知识共享以及团队创造力的影响，结果表明团队成员的年龄和性别多样性对知识共享有显著正向影响，而角色多样性对团队创造力有显著正向影响。另一方面，根据社会认同理论，团队成员价值观和教育背景的差异性，会降低团队成员之间的沟通效率，甚至引发冲突，致使团队整体绩效下降（杨肖锋等，2012）。比如，一些学者基于性别、能力和教育背景构建研发团队的多样性指标，发现团队多样性高的研发团队往往有更多的矛盾，对团队合作的效率和团队绩效均会产生负面影响（Horwitz and Horwitz，2007）。Yang 等（2021）从在线医疗团队中医生参与行为的角度，构建在线医疗团队的经验多样性和声誉多样性指标，发现在线医疗团队的声誉多样性会对团队服务绩效产生显著负向影响。

（三）远程医疗服务及其影响研究

传统的远程医疗服务是在医院层面进行合作，由至少两个医院建立远程医疗信息系统为患者提供远程医疗服务（毛瑛等，2016）。现有文献主要关注远程医疗服务对医院绩效和患者健康管理效果的影响这两个方面。

从医院绩效的角度，有学者发现远程医疗服务的影响主要体现在门诊咨询绩效和患者等待时长两个方面。比如，一些学者研究了远程医疗服务对老年护理中心线下就诊数量的影响，研究结果表明，开通远程医疗服务后，患者可以在远程医疗服务系统中咨询病情，这提高了老年护理中心的服务效率，降低了护理中心线下就诊数量（Gillespie et al.，2016）。还有一些学者关注远程医疗服务系统的应用对医院患者等待时长的影响（Sun et al.，2020），他们研究发现，应用远程医疗服务系统会显著降低医院患者的等待时长，进而提升医疗资源的利用效率（Southard et al.，2014）。

从患者健康管理效果的角度，现有文献发现远程医疗服务系统的应用可以有效提升患者的健康管理效果。比如，Zekan 和 Goldstein（2021）研究发现，在新冠疫情流行期间，借助远程医疗服务系统与患者进行交流可以显著改善患者的健康状况，对患者的康复有重要作用。还有一些学者研究发现，远程医疗服务系统的应用可以提高医疗资源的利用效率、实现医疗资源的再分配，进而显著改善医疗资源匮乏地区患者的健康管理效果，提升该地区患者的平均健康水平（Ting and Wilkes，2021）。

三、众包竞赛相关研究

众包是在线竞争的一种形式，其概念最早由豪（Howe）提出，指的是企业将传统上需要内部员工完成的任务外包给其他专业人士完成的行为。众包竞赛中，竞赛发起者在互联网平台上发布任务并标明奖金，邀请有能力的专业人士提交解决问题的方案（Mo et al.，2018）。竞赛结束后，发起者将对所有方案进行评估并选出最佳方案，最佳方案的提供者将获得全部奖金。随着在线医疗服务的不断创新，众包竞赛也开始在在线医疗平台中得到广泛应用（Juusola et al.，2016；Sims et al.，2016；Sims et al.，2019）。以往关于众包竞赛的研究主要关注两个方面：竞赛结果的影响因素以及参赛者获胜的影响因素研究。

现有研究表明，众包竞赛的机制设置和参与众包竞赛人员的特征均会影响众包竞赛的结果。一些学者发现众包竞赛的机制设置会显著影响众包竞赛的结果。比如，有学者研究发现，设置声誉和金钱的联合激励机制会提高众包竞赛中提交作品的数量（毕功兵等，2021）。还有一些学者通过构建模型分析发现，在众包竞赛中提交答案的可见性会显著影响提交答案的质量（卢新元等，2018）。有些学者关注众包竞赛参与者的行为特征对竞赛结果的影响。比如，研究发现参与竞赛的人数和提交答案的顺序会影响竞赛提交答案的质量，参与竞赛的人数越多、高质量的答案提交顺序越靠前，竞赛提交答案的平均质量就越高（Liu et al.，2014）。有学者研究发现在竞赛中发起方对提交答案的即时反馈会鼓励参与者在竞赛中付出更多努力，进而提高竞赛答案的数量和质量（Moldovanu and Sela，2001）。

此外，还有一些研究关注影响参赛者在众包竞赛中获胜的因素（Gill and Prowse，2012；Jiang et al.，2022；Hong et al.，2016）。一方面，竞赛本身的特征会影响参与者获胜的可能性。比如，有文献研究发现，竞赛发布任务的复杂程度（Zhang et al.，2019）等特征会显著影响他们在竞赛中获胜的可能性。另一方面，竞赛过程中的参与策略也会影响参与者获胜的可能性。比如，参与竞赛的人数（Boudreau et al.，2011）等因素都会影响参与者在竞赛中获胜的可能性。

四、捆绑销售相关研究

捆绑销售是指将两种或两种以上的产品或服务打包销售的行为，是一种普遍的营销行为，经常被用作一种战略竞争工具（Bhargava，2012；Vamosiu，2018；Cao et al.，2015a；吕魁等，2012；潘林等，2018，王春苹等，2016）。之前的研究围绕企业选择捆绑销售策略的原因进行探讨，许多学者研究了捆绑销售作为一种杠杆市场力量的手段和工具，通过差异化减少市场竞争（Chen，1997）。此前的研究也有将捆绑销售看作价格歧视的一种手段。具体地说，捆绑销售能够减少消费者感知价值的异质性，从而使企业能够从消费者身上榨取更多的盈余（Adams and Yellen，1976）。

捆绑销售通常有两种形式：纯捆绑销售或混合捆绑销售（Derdenger and Kumar，2013；Adams and Yellen，1976）。纯捆绑销售指的是一种只允许购买一组物品或组件的策略，换句话说，消费者必须购买整个捆绑包，而不能单独购买捆绑包里的物品。相比之下，混合捆绑销售给予了消费者更多选择，他们可以购买整个捆绑包，也可以单独购买包中的任一或多个物品。在本书中，医生提供的私人医生服务就属于混合捆绑服务，即患者可以选择购买医生的捆绑服务，也可以单独购买医生的图文和电话咨询服务。

对于企业而言，相比于单独销售产品时的成本，捆绑销售可以降低企业生产、分销和交易成本，同时增加需求（Elberse，2010；Aguiar and Waldfogel，2018；Honhon and Pan，2017；潘林等，2018）。对于在捆绑产品中享有垄断地位的公司，Amaldoss 等（2000）的研究表明，垄断两种产品的公司可以通过捆绑销售获得利润，需求曲线的扁平化使得公司能够获得更多的消费者剩余，这些研究认为产品之间的需求是独立的。Kanuri 等（2017）通过构建内容订阅包来实现企业利润的最大化，并分析了如何在各种商业模式下达到利益最大化。以往的研究主要关注的是单个产品或服务提供商提供的多种产品或服务的捆绑销售，而 Niyato 等（2016）将多个物联网提供商的服务进行捆绑，结果发现该策略可以通过鼓励用户订阅更多服务以提高供应商的利润。类似地，Jeitschko 等（2017）探究了公司针对跨公司消费的客户制定不同的定价策略对其利润的影响，该文考虑了两种形式的联合营销，一种是以固定价格销售捆绑商品，另一种是承诺向跨公司购买的客户提供折扣，结果发现，当消费者购买的第二件产品几乎没有增加效用时，采用第二种策略对公司更有利，相反，则采用第一种捆绑策略更有优势。此外，以往的研究假定供应商提供不限量的产品或服务，而 Cao 等（2015b）发现当捆绑由有限的供应驱动时，企业应捆绑具有高消费者估值相关性的不对称产品，以达到利润最大化。

有些相关的文献主要关注的是捆绑销售对消费者带来的影响。已有研究表明捆绑销售会影响人们对价格和价值的感知（Tanford et al.，2012）。Heeler 等（2007）认为消费者期望捆绑销售的价格低于同等的非捆绑销售。Yadav（1994）提出了一种加权加法模型来描述消费者评价捆绑销售的认知过程。还有一些研究者探究了价格折扣框架对消费者评估捆绑价格折扣的影响（Janiszewski and Cunha，2004）。Prince 和 Greenstein（2014）构造了一个伪面板数据集，研究了通信服务的捆绑销

售对消费者购买决策的影响,结果表明捆绑销售有助于服务行业留住客户。Shaddy
和 Fishbach（2017）的研究结果发现与丢失单独购买相同的物品相比,消费者要
求对捆绑物品的丢失给予更多的补偿,但对增加捆绑物品的支付意愿比单独购买
相同物品的支付意愿要低,是因为捆绑销售使消费者将多个商品视为一个单独的、
不可分割的整体。

现有捆绑销售的文献大多集中于探究如何通过捆绑销售策略实现企业利润最
大化,而忽略了捆绑销售推出后对已有单个物品或服务的影响。从消费者感知的
角度出发,现有的文献大多研究捆绑产品或服务的推出对消费者的产品价格或质
量感知的影响,没有探究这种服务模式会如何影响产品或服务提供商的声誉。同
时,很少有研究涉及专业服务特别是医疗服务中的捆绑销售。本书基于在线医疗
平台中医生提供的专业医疗服务,分别分析私人医生服务对单个咨询服务销量的
影响,以及探讨私人医生服务对医生声誉的影响。

五、渠道整合相关研究

（一）相关概念

全渠道零售,是指企业将已存在的但相互独立的线上渠道、电话渠道、线下
渠道等多个渠道打通,实现各渠道之间信息共享、数据共享、资源共享、库存共
享,为消费者提供“线上咨询、线下体验、线上购买、线下售后”的闭环连接的
一体式购物,提升消费者的满意度,方便企业管理（石志红,2018）。

全渠道整合主要是指将电脑端、手机移动端、POS 机、线下商店、电话、社
交媒体等多个终端联系起来,实现跨渠道整合（Verhoef et al., 2015）,其目的是
实现消费者个人数据和购物信息在多种渠道之间进行共享,从而为消费者提供闭
环连接的一体式服务,满足消费者对产品、服务、娱乐等多方面的需求。

渠道整合经历了四个阶段:单渠道整合、多渠道整合、跨渠道整合、全渠道
整合（郑胜华和张沙沙,2011）。它们之间相互联系又层层递进。单渠道整合是最
早时期存在的线下商店,市场中存在的竞争关系也仅限于门店之间的竞争。后来
随着互联网的发展,进入多渠道阶段,即“鼠标＋水泥”时代,消费者可以在互
联网上进行商品或服务的选择和购买,也可以在商店里选购商品,但两种渠道是
相互独立存在的,互不共享信息和数据（吴锦峰等,2016）。随着消费者的需求不
断增加,企业开始考虑进行跨渠道整合,即对电脑端渠道和商店渠道进行整合,
实现这两种渠道的信息共享、数据共享、库存共享（谭娟和汤定娜,2013）。比如,
消费者在互联网购买了一台电脑,以后的售后维修可以在线下的商店完成,或者
消费者在商店中领取的优惠券可以在电脑端购物时使用。最后,当手机成为人们

生活中必不可少的一部分时，移动端的购物流量也逐渐超过其他渠道，所以企业进入全渠道整合阶段，将现有的所有相互独立的渠道进行整合，包括将电话目录渠道、电脑端渠道、手机移动端渠道、线下商店渠道等多种购买渠道进行打通，使消费者可以在各渠道之间享受无缝连接的购买体验（齐永智和张梦霞，2014）。

全渠道整合使各渠道之间的关系更加微妙，不再是单纯的相互竞争和互补的关系。所以，这就要求企业在进行全渠道整合时，做好市场调查，进行充分准备，防止出现渠道蚕食现象（石志红，2018）。同时，当企业进行全渠道整合后，应该充分利用整合后的数据和信息，对消费者的购物倾向进行分析和预测，为消费者提供更为准确的商品或服务推送（Cao and Li，2015）。

（二）全渠道整合的影响

随着电子商务的快速发展，人们的消费结构和消费行为发生了巨大的变化。消费者逐渐形成了新的消费模式：线上搜索产品信息，线下考察产品性能，返回线上购买产品（Cao and Li，2015）。为了满足消费者不断变化的需求模式，零售商开始对线上-线下渠道进行整合，从多渠道营销转化为全渠道营销，使得消费者可以享受无缝连接的购物体验。目前，对于全渠道整合领域的研究主要集中在三个方面。

第一类研究重点分析全渠道整合对企业绩效的影响。该类研究主要从组织利益最大化视角入手，多用销量和利润来衡量企业绩效，进而分析渠道整合对企业业绩的影响（Homburg et al.，2014；Geyskens et al.，2002）。赵文慧和尹利杰（2014）研究发现企业进行渠道整合后，会提升企业的市场能力和盈利能力；其中，市场能力包括品牌影响力、市场占有率、市场应变能力、市场覆盖率、社会形象力、市场拓展能力；盈利能力包括总资产周转率、资本收益率、销售增长率、利润增长率。石志红（2018）发现全渠道零售商业模式可以使传统企业实现顺利转型，帮助他们在竞争激烈的市场中存活下去，大数据分析帮助企业掌握消费者行为和购买倾向，从而有利于企业推出符合消费者需求的产品，实现企业盈利。

第二类研究侧重于分析全渠道整合对供应链系统的影响。研究发现，零售商不仅要专注于整合线上虚拟商店、线下门店和库存，同时，在复杂的全渠道环境中，零售商应该重新配置他们的物流过程和整个供应链系统（Ishfaq et al.，2016）。宋珊珊和杨娅（2017）认为渠道整合对供应链资源管理有显著的正向影响，减少了供应系统每个环节的交易时间和沟通成本。任芳（2015）认为全渠道整合带来了供应链的变革与重组，所以企业必须进行物流系统的重新建设。

第三类研究主要探讨实施全渠道整合后，消费者行为的驱动因素和变化机制。探讨了影响消费者渠道采纳、渠道选择和渠道使用行为的驱动因素，包括市场营销、渠道特征、客户关系特征等（Ansari et al.，2008；Venkatesan et al.，2007；Verhoef et al.，2007）。Bendoly 等（2007）认为当消费者在实体店购买商品时，他们会打开线上终端对商品进行搜索，这样他们会感知到更低的缺货风险。任成尚（2018）认为零售商进行了全渠道整合后，赋予消费者更多的权利（即允许某人按照自己的意愿去做一些事情，如选择和购买的权利），所以消费者的满意度会大幅度提升。Herhausen 等（2015）认为当企业在互联网渠道公布相关的企业信息（名称、地址、企业认证）或产品信息时，会增加消费者对网店的信任。

然而，现有研究尚未探讨渠道整合对商家信誉的影响。从企业的长期发展来看，商家信誉是影响顾客购买行为的关键因素。商家拥有良好的信誉，才能获得顾客的信任，全渠道整合恰好促使顾客的信任在不同渠道间转移，进而提升企业绩效。从短期来看，企业的目标是实现盈利，分得市场的大蛋糕，但是从长期来看，企业的目标是建立企业形象，赢得商家信誉。

（三）全渠道整合存在的争议

在已有全渠道整合对企业绩效的影响研究中，学者尚未对全渠道整合的影响结果达成一致意见。Cao 和 Li（2015）的研究表明全渠道整合对企业总体销量有正向的影响作用，但是线下商店的规模越大越会负向调节全渠道整合带来的积极作用。Bell 等（2018）以太阳镜的销售为研究对象，使用了双重差分模型，研究了线上-线下渠道整合对线上渠道、线下渠道、全渠道销量的影响作用。发现全渠道整合后，太阳镜线上渠道和全渠道的销量显著增加，而对于线下渠道的销量并没有产生影响。Avery 等（2012）发现全渠道整合后，线下商店的开业有利于互联网渠道的销售额增加，并且随着时间的推移，这种获利趋势更明显。Geyskens 等（2002）认为线上-线下渠道整合对线上和线下渠道的销量都有正向的影响作用，因为顾客可以获取到更多的产品信息，享受更多的优惠活动，如线上的优惠券可以线下使用，线下购物时可以随时打开移动端网页来看店家口碑、对比产品价格等。

在在线健康社区领域中，学者大多研究了单一渠道之间的竞争效应和协同效应，并没有探讨全渠道整合后对医生和患者带来的影响。Wu 和 Lu（2018）的研究发现线上图文问诊渠道会增加医生线下渠道的问诊量，但是线上电话问诊渠道会减少医生线下渠道的问诊量，并且对医生的线上、线下声誉起着重要的调节作用。Palen 等（2012）的研究表明，随着在线健康社区中患者数量的增加，线下门诊的访问率也随之增加。同样地，Bavafa 等（2018）认为医生对电子问诊技术的采纳程度会正向影响其线下的办公室问诊量和电话问诊量，但是对患者的身体健康状况并没有显著的影响，这种现象称为在线健康社区中渠道之间的溢出效应。

然而，Bergmo 等（2005）和 Zhou 等（2007）对在线健康服务多渠道之间的溢出效应进行研究，得出与 Bavafa 等（2018）相反的结论，认为在线健康服务多渠道之间存在替代效应。Katz 等（2003）认为基于电子病历系统的就诊是一种新型的、免费的、便利的就诊方式，这种就诊方式会替代电话就诊。但是 Bergmo 等（2005）研究发现，病人的在线问诊会减少他们的办公室问诊次数，但是对电话问诊次数没有影响。Zhou 等（2007）从患者角度进行研究，设计了一个自然实验，以由助理医生、家庭医生、全科医生等医生的接诊患者为研究对象，实验组成员被允许使用在线就诊系统，控制组成员则不被允许。他们的研究发现在线就诊系统的使用会减少实验组患者的办公室访问频率，相比控制组的患者，在线就诊系统的使用增加了患者和医生之间的电话联系频率。

第三节　研　究　方　法

一、双重差分模型

双重差分模型又称为双重差分法（Ashenfelter and Card，1985），是一种用于估计因果效应的研究设计。在实施自然实验之前，要先对样本进行随机或近似于随机分组。在本书中，将在实验周期内开通私人医生服务的医生归为实验组，而将未开通私人医生服务的医生归为控制组。

在使用双重差分模型前必须进行共同趋势假定的检验。共同趋势假定是双重差分模型最重要的假定，即实验组如果未受到实验处理，如外在的政策干预，其趋势（时间效应）与控制组的样本应保持一致。在使用双重差分模型时，采用时间虚拟变量与虚拟分组变量来探究政策的作用，一个医生只能属于实验组或者控制组，但是由于需要比较政策推出前后的影响，所以又可以分为实验前实验组、实验后实验组、实验前控制组和实验后控制组，实验开始时间为政策推出时间。

为了更清楚地解释双重差分模型，本节使用 d^j 来指代虚拟分组变量，当 d^j 取值为 1 时，代表实验组，取值为 0 时，代表控制组。使用 d_t 来指代时间虚拟变量，当 d_t 取值为 1 时，代表样本处于实验开始后，取值为 0 时，代表样本处于实验开始前。通过观察分组虚拟变量 d^j 和时间虚拟变量 d_t 的交互项 d_t^j 系数 β 的显著性，来判断实验处理对样本的被解释变量的影响是否显著。双重差分模型一般表示为

$$y_{i,t} = \alpha_0 + \alpha_1 d_t + \alpha_2 d^j + \alpha_3 d_t^j + \varepsilon_{i,t} \tag{2.1}$$

其中，$y_{i,t}$ 表示个体 i 在时间 t 的观测值；α_0、α_1、α_2、α_3 均表示待估系数；$\varepsilon_{i,t}$ 表示误差项。

基于之前的假设，双重差分模型在估计处理效应时可以去除那些造成处理后的实验组和处理后的控制组差异的选择偏倚和混杂因素的影响。这就是说，我们

计算控制组的结果变量在实验前后的平均变化，并将它们与实验组在实验前的结果变量的均值相加，进而用这个相加值表示实验组如果未参加实验在实验后的结果变量的均值。最终，实验后实验组结果变量的均值和实验组（如果未参加实验在实验后的结果变量的均值的差值就是我们关注的处理效应），也就是图 2.1 中黑色线条加粗的部分。

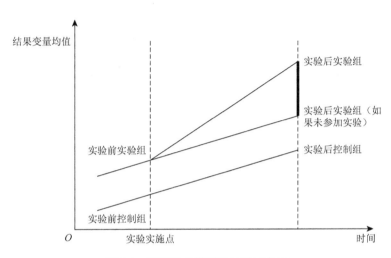

图 2.1　双重差分模型估计量示意图

在我国，周黎安和陈烨（2005）基于双重差分模型探究了农村税费改革政策的政策效果。在信息系统领域，双重差分模型也得到了广泛应用，如 Kuang 等（2019）基于在线知识分享平台——知乎，使用双重差分模型实证研究了金钱激励对用户知识分享行为的影响。Xu 等（2017）利用淘宝推出的平板客户端设计了一个准实验，通过双重差分模型探究平板渠道的出现对传统电脑端和手机移动端这两个渠道商品销量的影响。

二、倾向得分匹配方法

在进行准实验时，存在自我选择问题，往往使得样本落入实验组还是控制组变得不完全随机。例如，在分析政府推出就业培训项目对人们未来收入的影响时，是否参加就业培训是参与者自我选择的结果，这就可能导致岗位好、收入高的人群不需要参与就业培训，而参与就业培训者多为失业或是能力差的人，这种情况的存在使得我们的估计结果可能存在偏差。为了解决这一问题，有学者采用倾向得分匹配方法为样本的实验组依照匹配策略尽可能地匹配与之相似的控制组样本，以获得一致的估计结果。

倾向得分匹配基于依可测变量选择假定，即在控制可观测协变量（如个体 i 的一些个体特征如年龄、性别、教育水平等）时，潜在结果对于个体是否参加项目或受到实验处理的影响可以忽略。我们在进行双重差分匹配时，先计算个体的倾向得分。我们定义个体 i 的倾向得分为，在给定协变量 x_i 的情况下，个体 i 进入实验组的条件概率，简记为 $p(x)$。在估计 $p(x)$ 时，可使用参数估计（Probit 模型或 Logit 模型）或非参数估计，最流行的方法为 Logit 模型。在估计出倾向得分后，我们使用倾向得分作为距离函数对实验组的样本通过匹配原则匹配与之尽可能相似的控制组的样本。常见的匹配方法有 k 最近邻匹配（k-nearest neighbor matching），即寻找倾向得分最近的 k 个不同组个体。如果 $k=1$，则为"一对一匹配"。卡尺匹配（caliper matching）即限制倾向得分的绝对距离在给定的阈值内。

倾向得分匹配法在实证研究中得到了广泛的应用。例如，胡宏伟等（2012）使用倾向得分匹配方法估计了社会医疗保险对老年人卫生服务利用的影响。和红和谈甜（2019）基于倾向得分匹配法，分析了居民身心健康状况即身体健康对事业收入的影响，结果发现居民的健康状态对职业收入存在显著影响，且存在性别差异。

第四节　文　献　总　结

通过对医生参与在线医疗服务的动机、医生绩效和声誉的影响因素、在线服务团队和团队多样性、众包竞赛、渠道整合及其影响等国内外文献的梳理，本书发现现有文献尚有一些不足，总结如下。

第一，现有国内外研究主要关注团队多样性对团队绩效的影响，且研究结果不一致，而较少从个人层面关注医疗团队多样性特征对团队成员绩效的影响。在线医疗平台为医生开展合作带来了新的机遇，组建在线医疗团队是最常见的一种合作模式（Yang et al.，2021）。团队多样性对团队绩效有非常重要的作用，以往研究主要从如何构建高效团队视角研究在线医疗团队多样性特征对团队绩效的影响（Yang et al.，2021）。然而，从个人层面看，医生加入在线医疗团队后，团队的多样性特征能够更全面地展示医生个人的医疗服务能力（如他们拥有的医疗资源、能够解决的疾病类型、能够解决的疾病程度等），这也是医生吸引患者、获得更多患者资源的重要途径（Guo et al.，2017）。因此，在线医疗平台中医生绩效和声誉也会受到他们加入的医疗团队的影响，但有较少人关注团队多样性特征对团队成员绩效的影响。

第二，现有文献主要关注医生的线上合作行为和医院之间远程医疗系统的影响，而较少关注基于在线医疗平台的线上医生和远程医疗机构合作的服务模式。随着在线医疗服务平台发挥的作用日益重要，医生基于在线医疗平台和远程线下医疗机构开展合作的创新服务模式也开始受到广泛关注。传统的远程医疗服务主要利用远程医疗服务系统在两个特定的医疗机构之间开展合作（Sun et al.，2020；Southard et al.，2014），其合作的主体和推动者是特定的医疗机构。在线医疗平台中的医生和远程医疗机构的合作是以线上医生个体为中心，实现对远程医疗机构资源的有效整合，这对优化医疗资源配置、提高医疗服务效率有重要作用（李佳颖等，2020）。这种基于在线医疗平台、以线上医生为中心的远程医疗服务模式对在线医疗平台中医生的参与行为有重要影响。但现有关于在线医疗平台中医生合作行为的研究主要关注平台中不同医生之间的合作模式（Yang et al.，2021），或者是传统的以医疗机构为主体的远程医疗服务，很少有文献关注在线医疗平台中的医生和远程医疗机构合作这一新型服务模式对医生绩效和声誉的影响。

第三，现有文献主要关注影响众包竞赛结果的因素以及参赛者获胜的策略选择等问题，而较少有文献关注参与众包竞赛这一竞争行为对参与者行为的影响。众包竞赛作为企业利用大众智慧解决特定问题的一种服务模式被广泛应用于各个领域（Dissanayake et al.，2019），基于在线医疗平台的医疗众包竞赛也同样是医生提升其绩效和声誉的重要途径（Liu et al.，2014；Dissanayake et al.，2021）。以往关于众包竞赛的研究主要关注用户参与众包竞赛的动机、众包竞赛是否成功的影响因素以及参与者的参与策略等方面（Allen et al.，2018）。相比于解决企业的某个特定问题，医疗众包竞赛具有独有的特征，除了发起竞赛的患者，医疗众包竞赛解决的健康问题往往能让有相似症状的其他患者也从中受益，具有正的外部性。这对在线医疗平台中医生吸引患者注意、获得更多患者资源有重要意义。但有较少研究关注医疗众包竞赛，参与竞赛会对医生绩效和声誉产生怎样的影响也尚不清晰。

第四，现有文献大多关注的是生活或娱乐服务的捆绑服务研究，而较少有文献研究在线医疗平台中捆绑服务对医生绩效和声誉的影响。目前，捆绑销售领域现有的研究主要从企业的总体收益出发，分析如何利用捆绑销售策略实现利润最大化而很少关注对单个商品或服务的影响。分析混合捆绑模式下捆绑服务的推出对单个服务的影响有利于在线平台更精准地制定和调整捆绑策略。而且，现有的文献大多关注的是捆绑服务推出后给企业带来的经济回报，而忽略了捆绑销售对产品或服务提供方的声誉的影响。在患者可以选择提供者的医疗环境中，声誉成为医生权威的一个更突出的方面（Menon，2017）。因此，捆绑销售的推出对服务提供方声誉的影响亟须研究。在线医疗平台领域现有的文献主要从患者的角度出发，以医生为视角的研究相对较少，特别是针对医生提供的线上健康咨询服务行为的研究，而医生作为在线医疗平台的重要参与者之一，其线上行为的研究对医生个体和在线医疗平台的蓬勃发展都有着重要的作用和意义。

第五，现有文献大多关注渠道整合对于销量、利润等利益相关指标的影响，而较少考虑渠道整合对服务提供者社会声誉的影响。电子商务领域针对线上-线下渠道整合的研究文献主要以商家利益最大化为导向,研究线上-线下渠道整合对产品或服务提供商的销量、品牌价值、利润的影响,很少有文献考虑线上-线下渠道整合对商家声誉的影响。但是针对本书的研究背景——在线医疗平台,医生对社会回报和经济回报是同等重视的,甚至有些医生更看重社会声誉的塑造。这就使得线上-线下渠道整合领域的研究出现一个新的分支:线上-线下渠道整合如何提高服务提供商的社会声誉。在在线医疗平台的相关研究领域中,大多数学者探讨了单一渠道之间的竞争效应和互补效应。同时,学者对各渠道之间的相互影响作用并未形成定论:有的学者认为线上渠道和线下渠道是可以相互替代的,仅仅是转移了医生的工作渠道;但是其他学者认为线上就诊渠道和线下就诊渠道是相辅相成的,能够增加患者的需求。同时,随着科技的发展,在线医疗平台正在进行线上-线下渠道整合,超越了独立存在的渠道范畴,这为健康领域开展渠道整合研究提供了新契机,即线上-线下渠道整合如何影响医生各渠道的问诊量。

第三章　在线医疗团队服务模式及其影响研究

围绕着在线医疗团队服务模式这一研究主题，本章将在第一节中提出在线医疗团队服务模式的研究假设，并在第二节中介绍研究所使用的数据、相关变量的定义以及所构建的研究模型，在第三节中对主要结果进行分析，并进行模型的稳健性分析，从而确保主效应与调节效应分析结果的可靠性，最后在第四节中对本章的研究内容进行总结。

第一节　研　究　假　设

一、团队经验多样性对医生绩效和声誉的影响

（一）在线医疗团队经验多样性对医生绩效的影响

在线医疗团队经验多样性对医生绩效的影响主要从医生的社会学习和患者选择这两个角度体现。以往研究发现，接触到拥有不同专业技能、知识和经验的人是个人社会学习的主要来源，学习他人的经验、知识和专业技能能够提升自己的专业能力，并进一步提升工作效率（Gong et al.，2013）。在线医疗团队中，当团队经验多样性程度较高时，表明团队成员的专业技能、专业知识背景以及临床经验之间的差异性就较大，团队成员从其他成员的服务过程中能够学习到的知识范围就更加广泛。因此，在团队服务过程中，医生可以接触到更多的服务模式和经验，这会促进团队成员之间的相互学习，提升医生的专业服务能力，进而提高其个人服务效率和绩效（Staats et al.，2018）。

此外，在线医疗服务团队的经验多样性特征会向患者传递该团队成员服务能力的信号。患者往往通过医生的经验来判断医生的专业能力和医疗服务水平。当患者向在线医疗团队咨询时，考虑到在线患者的症状不同，疾病的严重程度也不同，根据患者的健康状况分配合适的医生能够有效提高医疗服务的效率（Zhang et al.，2017）。比如，有轻微疾病的病人可以由团队中经验较少的医生处理，他们通常有足够的时间为患者提供更好的服务。当患者的健康状况恶化时，经验不足的医生也可以咨询经验丰富的团队成员来处理这些病例。同时，有严重健康问题

的患者可以由经验丰富、精通复杂疾病的医生处理。这样的安排可以更好地匹配患者和医生，提高医疗服务效率，从而让在线医疗团队获得更多的患者资源，团队成员也就可以接触到更广泛的患者群体（Lu 和 Rui，2018）。随着团队成员接触的患者群体不断扩大，医生也就有更多的机会获得更多患者资源，进而提升他们的绩效。因此基于以上推论，本章提出以下假设。

假设 3.1：在线医疗团队经验多样性会正向影响团队成员的绩效。

（二）在线医疗团队经验多样性对医生声誉的影响

在线医疗团队的经验多样性程度较高时，团队中的医生有更多机会接触到更加多样化的专业服务能力、服务技巧以及临床经验等（Staats et al.，2018）。根据社会学习理论，这会让团队成员之间有更多机会观察他人的成功经验，进而促进团队医生之间的相互学习，这种社会学习行为会增加医生的专业知识、提升他们的专业服务能力和服务沟通技巧。这些能力的提高最终会带来医生医疗服务质量的提高，而医疗服务质量越高，医生解决患者健康问题的可能性就越大，患者对于医生医疗服务的满意度就越高，患者对医生医疗服务的评价也就越高，因此，医生在在线医疗平台中的声誉也就能得到提升（Guillaume et al.，2012）。

此外，在信号理论框架下，在线医疗团队经验多样性会向患者传递该团队服务能力的相关信息（Perry and Mannucci，2015）。经验多样性程度高的医疗团队往往能够在更大范围内解决患者的健康问题，并且当患者的健康情况发生变化时，也可以在不同经验水平的团队成员中进行转诊。因此，相比于经验多样性程度较低的医疗团队，经验多样性程度高的医疗团队更有可能为患者提供高效率的医疗服务，提升患者对该医疗团队服务的满意度。这会使得患者对团队成员的个人医疗服务也产生更多积极的情绪，进而提升患者对医生个人医疗服务的评价（Tekleab and Quigley，2014）。这最终会使经验多样性高的医疗团队中成员有更高的可能性提升其声誉。因此，基于以上推论，本章提出以下假设。

假设 3.2：在线医疗团队经验多样性会正向影响团队成员的声誉。

二、团队声誉多样性对医生绩效和声誉的影响

（一）在线医疗团队声誉多样性对医生绩效的影响

声誉是对品牌一致性的评估（Amblee and Bui，2011），当消费者对产品质量没有足够了解时，产品或服务的品牌声誉是一个很好的指标，可以帮助他们更好地选择产品或服务（Dellarocas and Wood，2008）。类似的现象也存在于在线医疗

服务行业。医生的声誉可以让患者了解他们的医疗服务质量，从而帮助患者对医生的医疗服务水平做出判断。在线医疗团队的声誉多样性是指团队成员的声誉的差异性程度。

在线医疗团队的声誉多样性也同样通过两个途径来影响团队成员的绩效，即团队成员之间相互作用和患者选择。

首先，医生不同的声誉代表他们不同的服务质量。团队声誉多样性的程度代表了团队成员之间服务质量的差异性程度。当团队声誉多样性程度较高时，代表团队成员的个人服务质量参差不齐。一方面，团队中服务质量低的医生可以向服务质量高的医生学习其服务技能，提升自身专业能力、沟通技巧、服务水平和服务质量，进而在其提供个人医疗服务时更好地满足患者需求，提升绩效（Peters and Karren，2009）。另一方面，对于团队成员中服务质量较高的医生，在团队服务过程中，他们往往具有更高的能力来解决患者的健康问题，因此会在更大程度上获得患者的关注和信任。从社会比较的角度，团队服务过程中声誉高的医生会受到更多的关注，这会激励他们更加积极地参与在线医疗活动，进而提高其绩效。

其次，从患者选择的角度，当患者需要购买医生个人提供的在线医疗服务时，该医生参与的在线医疗团队的多样性特征也是患者判断该医生服务能力的重要信息来源（Ren et al.，2016）。在线医疗团队的声誉多样性程度较高时，代表团队中成员的服务水平的差异性较大。对于服务水平较低的医生，该医生参与的在线医疗团队的声誉多样性程度高，表明该团队中存在服务水平较高的成员，这会向患者传递关于该医生服务水平的信号，即该医生虽然声誉较低，但是却有能力和其他高水平的医生合作组建医疗团队，有了这些高水平医生的背书，会让患者认为该医生的专业能力是值得肯定和信任的（Gong et al.，2013），进而增加患者购买该医生个人医疗服务的意愿，提升医生绩效。对于服务水平较高的医生，他们参与在线医疗团队提供医疗服务，当服务水平较低的团队成员遇到解决不了的健康问题时，都会首先将患者转诊给团队中高水平的医生，这增加了高服务水平医生的患者资源，进而也会提升他们的绩效。

因此，基于以上推论，本章提出以下假设。

假设3.3：在线医疗团队声誉多样性会正向影响团队成员的绩效。

（二）在线医疗团队声誉多样性对医生声誉的影响

在线医疗团队声誉多样性对团队成员声誉的影响也通过以下两条途径实现，即团队成员之间的相互作用和患者选择。从团队成员之间相互作用的角度而言，当在线医疗团队的声誉多样性程度较高时，团队中低服务水平的医生会通过学习提高其自身的专业服务能力和服务水平，进而在其个人医疗服务的过程中提供更高质量的服务，提升患者满意度和其声誉（Goh et al.，2016）。团队中服务水平较高的医生由于其优秀的服务能力和更高的声誉，会更容易被患者关注和信任，这会鼓励他们更加积极地参与在线医疗活动，提供更高质量的医疗服务，从而进一步提升其声誉（Han et al.，2021）。

此外，从患者选择的角度，在线医疗团队的声誉多样性特征会为患者提供更多信息去判断团队医生的专业能力和服务水平。一方面，对于服务水平较低的医生而言，当该医生参与的在线医疗团队的声誉多样性程度较高时，表明该团队中存在更高服务水平、更高声誉的医生，这会为患者传递积极的信号。在团队中其他高服务水平医生的背书下，患者会认为该医生的专业能力和服务水平得到了专业领域的认可（Lu and Rui，2018），进而增加患者对该医生的信任，并进一步提升他们对该医生的评分（即医生声誉）。另一方面，对于高水平的医生，他们参与的在线医疗团队声誉多样性程度较高时，表明团队中有服务水平较低的医生，这也会向患者传递积极的信号，即该高水平的医生会通过在线医疗团队向团队中的其他成员传授专业知识和经验，这会增加患者对该医生的好感，进而提升他们对该医生个人医疗服务的评价（即医生声誉）。

因此，基于以上推论，本章提出以下假设。

假设 3.4：在线医疗团队声誉多样性会正向影响团队成员的声誉。

基于以上研究假设，图 3.1 展示了本章的研究模型。

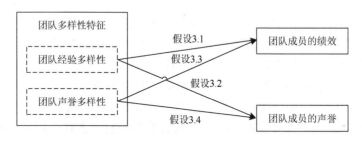

图 3.1　团队多样性特征对团队成员的绩效和团队成员的声誉影响

第二节　研究数据和方法

一、研究数据

本章的研究背景是中国知名的在线医疗平台之一。该在线医疗平台成立于 2006 年，致力于通过在线医疗服务模式，包括在线咨询和线下门诊预约等模式，缓解人们面临的"看病难、看病贵"问题。截至 2021 年 5 月，已经有将近 81 万名医生在该平台注册并开始为患者提供在线医疗服务，该平台已经累计提供了超过 7000 万人次的在线医疗服务。为了提高在线医疗服务的服务效率，该在线医疗平台为平台中的医生提供了开展合作的机会，其中最重要的一种合作模式是组建在线医疗团队。来自不同地区、不同医院以及不同专业领域的医生可以自发组建在线医疗团队，并通过团队的形式为患者提供在线医疗服务。患者会根据在线医疗团队特征选择合作的医疗团队或者医生进行在线咨询，以解决他们的健康问题。

本章以月为单位收集了该平台 2017 年 1 月 1 日至 2018 年 8 月 1 日，共 20 个月的在线医疗团队中医生参与行为数据。在数据观测期间，该在线医疗平台中共有 2708 个在线医疗团队，共有 5552 个医生参与这些在线医疗团队。本章收集的参与行为方面的数据主要包括两个方面：①在线医疗团队层面数据，包括团队擅长的专业领域、团队成员数量、团队成员的绩效以及团队问诊价格等信息；②参与在线医疗团队的医生个人层面参与行为的数据，包括医生的个人信息，如自我介绍、工作所在医院、擅长的专业领域等，还有医生绩效以及医生获得的在线评分情况。

二、变量定义

（一）因变量

对于医生绩效，本章用医生每个月在在线医疗平台中实际完成的在线咨询数量（$Consultation_{i,t}$）来衡量。进一步地，为了更深入地分析医生在在线咨询过程中具体的工作量，本章进一步使用一次咨询中医生回复的平均对话数量（$PhysicianReply_{i,t}$）来衡量医生在线咨询服务过程中的工作量。对于医生在在线医疗平台中的声誉，本章使用患者提供的医生医疗服务平均在线评分来表示医生的声誉（$Rating_{i,t}$）。在本章关注的在线医疗平台中，患者可以对医生的医疗服务情况进行评分，评分的范围为 1～5 分，1 分表示对医生提供的服务非常不满意，5 分表示对医生提供的医疗服务非常满意。因此，医生的在线评分越高，其提供的医疗服务质量就越高，声誉也越高。

（二）自变量

本章的自变量是在线医疗团队的多样性特征，包括经验多样性（$D\_Experience_{i,t}$）

和声誉多样性（D_Reputation$_{i,t}$）特征。本章将介绍医生声誉和经验水平的测量方式，并构建在线医疗团队的多样性特征指标。

本章使用医生医疗服务平均在线评分来反映其在在线医疗平台中的声誉。以往文献研究表明，产品或者服务获得的评分被广泛用于传达正面、中性或负面的声誉（Amblee and Bui，2011）。与在线产品获得的在线评论类似，医生在在线医疗平台中获得的在线评分是描述医生声誉的一个新维度。此外，以往研究表明，员工的工作经验可以通过其从事某项工作的时间长短来反映（Gong et al.，2013）。在本章中，在线医疗平台中医生的经验根据医生提供的在线咨询服务数量来计算。医生服务的患者数量越多，表明他们的临床经验越丰富。医生的声誉使用医生获得的患者平均在线评分来表示。

在了解医生声誉和经验水平测量标准的基础上，本章接下来将构建在线医疗团队的多样性指标。团队多样性是指团队成员之间某些特征的差异程度。考虑到医生的经验水平和声誉均为连续型变量，本章采用 Allison（1978）差分系数来计算在线医疗团队的经验多样性指标和声誉多样性指标。计算方法如式（3.1）所示：

$$D_j = \frac{S_j}{M_j} \times 100\% \qquad (3.1)$$

其中，D_j 表示第 j 个特征的团队多样性；S_j 表示第 j 个特征的标准差，如在线医疗团队中团队成员的经验水平和在线评分的标准差，其中，团队成员的经验水平用该成员完成的在线咨询数量表示；M_j 表示第 j 个特征的均值，包括在线医疗团队中团队成员经验水平和声誉的均值。值得注意的是，D_j 的值越大，表明该特征对应的团队多样性程度越高。

（三）控制变量

此外，本章还控制了可能影响医生绩效和声誉的变量。首先，为了消除医生在在线医疗平台中参与行为是由医生收到的咨询请求驱动的担忧，本章通过使用在线咨询的平均标题长度（ConsultLength$_{i,t}$）来控制患者请求对结果可能产生的影响。类似地，为了控制医生专业知识分享行为对估计结果可能产生的影响，本章将医生知识分享的标题文本平均长度（KnowledgeLength$_{i,t}$）作为代表，并将这个因素控制在系数估计的过程中。其次，本章进一步控制了医生在咨询服务中获得的患者评论文本平均长度（CommentLength$_{i,t}$），以消除患者反馈对医生参与行为的影响。表 3.1 对每个变量的定义和统计特征进行了清楚的描述。

表3.1　变量定义描述及描述性统计结果

变量名称	变量定义	均值	标准差	最小值	最大值
$Consultation_{i,t}$	医生 i 在第 t 个月实际完成的在线咨询数量	1.544	1.593	0	8.703
$PhysicianReply_{i,t}$	医生 i 在第 t 个月在线咨询服务过程中回复的平均对话数量	0.733	0.838	0	8.765
$Rating_{i,t}$	医生 i 在第 t 个月获得的平均在线评分	1.679	2.281	0	5.000
$D\_Reputation_{i,t}$	医生 i 所在的在线医疗团队在第 t 个月的声誉多样性指标	0.434	0.451	0	1.424
$D\_Experience_{i,t}$	医生 i 所在的在线医疗团队在第 t 个月的经验多样性指标	0.592	0.521	0	10.367
$StarPhysician_i$	虚拟变量，表示医生的身份，如果医生是"明星医生"，该变量等于1，否则等于0	0.046	0.211	0	1.000
$ConsultLength_{i,t}$	医生 i 在第 t 个月完成的在线咨询服务标题文本的平均长度	8.387	7.105	0	27.500
$KnowledgeLength_{i,t}$	医生 i 在第 t 个月分享的健康科普知识标题文本的平均长度	1.398	4.797	0	33.000
$CommentLength_{i,t}$	医生 i 在第 t 个月获得的患者评论文本的平均长度	25.871	51.612	0	2639.000

三、研究模型

本章的研究旨在量化在线医疗团队多样性特征（包括经验多样性和声誉多样性）对在线医疗团队成员的绩效和声誉的影响。考虑到本章使用的是医生在在线医疗平台中参与行为的动态面板数据，本章计划使用控制了个体效应和时间效应的双向面板固定效应模型估计这种影响效应，具体公式如下：

$$y_{i,t} = \beta_0 + \beta_1 D\_Reputation_{i,t-1} + \beta_2 D\_Experience_{i,t-1} + \delta_1 X'_{i,t} + \lambda_i + \nu_t + \varepsilon_{i,t} \quad (3.2)$$

其中，β_0 表示截距项；β_1、β_2 分别表示在线医疗团队的声誉多样性特征和经验多样性特征对其团队成员个人服务绩效和声誉的影响效应；$y_{i,t}$ 表示本章关注的两个关键因变量：一是医生 i 在 t 月的绩效，包括该医生实际完成的在线咨询数量（$Consultation_{i,t}$）以及在在线咨询服务过程中回复的平均对话数量（$PhysicianReply_{i,t}$）；二是医生 i 在第 t 个月获得的平均在线评分，即医生的声誉（$Rating_{i,t}$）。本章均对因变量进行了对数处理。$X'_{i,t}$ 表示可能影响估计结果的控制变量。λ_i 和 ν_t 分别表示医生个体固定效应和时间固定效应。$\varepsilon_{i,t}$ 表示随机误差项。此外，考虑到医生当月的绩效和声誉可能会受到上个月相关行为的影响，为了控制这种可能的影响对结果估计造成的偏误，本章需要在模型中加入因变量的滞后项，但是如果在这种情况下继续使用固定效应模型进行估计，离差形式下的自变量和误差项之间会存在相关性，故存在"动态面板偏差"的问题。因此，本章最终选择使用广义矩估计（generalized method of moments，GMM）对相关系数进行估计，利用系统广义矩估计方法解决动态面板数据估计的相关问题。此外，考虑到医生之间相互学习后对其绩效和声誉的影响需要一定的时间才能显现出来，为了更准确地刻画团队多样性特征对团队成员的影响，本章将研究第 $t-1$ 个月的多样性特征对第 t 个月的医生绩效和声誉的影响。因此，本章最终的估计模型为

$$y_{i,t} = \beta_0 + \beta_1 \text{D\_Reputation}_{i,t-1} + \beta_2 \text{D\_Experience}_{i,t-1} + \delta_1 X'_{i,t} + \delta_2 y_{i,t-1} + \varepsilon_{i,t} \quad (3.3)$$

其中，$y_{i,t-1}$ 表示因变量的滞后项；模型中的其他变量定义和式（3.2）的模型相同。本章关注的关键系数是 β_1 和 β_2，这两个系数分别表示了在线医疗团队的声誉多样性特征和经验多样性特征对其团队成员绩效和声誉的影响效应。

第三节　结果与分析

一、主效应分析

为了分析在线医疗团队的多样性特征对其团队成员的绩效和声誉的影响，本章运用收集到的在线平台中医疗团队层面和医生个体层面的参与行为数据对式（3.3）的模型系数进行估计。表 3.2 展示了模型系数的估计结果。

表 3.2　在线医疗团队多样性特征对团队成员绩效和声誉的影响

变量	(1) Consultation$_{i,t}$	(2) PhysicianReply$_{i,t}$	(3) Rating$_{i,t}$
D_Reputation$_{i,t}$	0.067*** (0.007)	0.023*** (0.006)	−0.284*** (0.034)
D_Experience$_{i,t}$	0.170*** (0.018)	0.109*** (0.014)	0.198*** (0.037)
控制变量	Yes	Yes	Yes
月份虚拟变量	Yes	Yes	Yes
医生数量	4 997	4 997	4 997
样本数量	99 940	99 940	99 940
AR（2）	0.678	0.774	0.459
Hansen 检验	0.116	0.357	0.289

　　注：括号中表示稳健标准误；Yes 表示模型中加入了该变量；AR（2）表示使用两个滞后期数据拟合出的自回归模型

　　***表示 $p < 0.01$

表 3.2 中第（1）列和第（2）列的估计结果显示，在线医疗团队的声誉多样

性和经验多样性特征对团队成员绩效有显著正向影响，包括医生实际完成的在线咨询数量和每次在线咨询过程中回复的平均对话数量。具体而言，团队经验多样性特征对应的系数估计结果表示，在线医疗团队的经验多样性指标每增加一个单位，其团队成员的平均个人在线咨询数量就增加 17.0%，他们在服务过程中回复的对话数量也会相应增加 10.9%，这支持了本章提出的假设 3.1。团队多样性特征对应的系数表明，在线医疗团队的声誉多样性指标每增加一个单位，团队成员个人实际完成的在线咨询数量就会增加 6.7%，而他们在每一次在线咨询过程中回复的平均对话数量也会增加 2.3%，这个研究结果支持了本章提出的假设 3.3。

　　表 3.2 中第（3）列的估计结果显示，在线医疗团队的经验多样性特征对其团队成员的声誉则有显著的正向影响，这支持本章提出的假设 3.2。具体而言，在线医疗团队的经验多样性特征指标每增加一个单位，其团队成员的平均在线评分就会增加 19.8%，而在线医疗团队的声誉多样性特征对其团队成员医生声誉有显著的负向影响。具体而言，在线医疗团队的声誉多样性指标每增加一个单位，其团队成员的平均在线评分就降低 28.4%，这不支持假设 3.4。一个可能的原因是当在线医疗团队中成员的服务质量和水平参差不齐时，往往会出现"搭便车"问题。一些低水平的医生不再付出努力为患者提供在线医疗服务，而是依靠高水平的医生为患者提供相应的医疗服务，并且分享服务获得经济收入。这可能会导致他们在个人医疗服务过程中的服务质量下降，进而导致其声誉下降，而在线医疗团队声誉多样性程度越高，这种"搭便车"的问题就越有可能出现。

二、调节效应分析

　　本节将进行异质性检验，从医生的个人特征方面来深入探讨在线医疗团队多样性特征影响团队成员绩效和声誉的潜在机制。本节对式（3.3）的原模型进行了修正，并应用式（3.4）来检验这些因素的调节作用。

$$
\begin{aligned}
y_{i,t} = {} & \beta_0 + \beta_1 \mathrm{D\_Reputation}_{i,t-1} + \beta_2 \mathrm{D\_Experience}_{i,t-1} + \gamma_1 \mathrm{D\_Reputation}_{i,t-1} \\
& \times Z_i + \gamma_2 \mathrm{D\_Experience}_{i,t-1} \times Z_i + \delta_1 X'_{i,t} + \delta_2 y_{i,t-1} + \varepsilon_{i,t}
\end{aligned} \tag{3.4}
$$

其中，Z_i 表示医生的个体特征，代表医生是否在线医疗平台的"明星医生"，如果是，该变量等于 1，否则等于 0。其余的变量和式（3.3）相同。根据之前的假设，当医生服务水平不同时，团队多样性对其绩效和声誉可能存在不同影响。社交媒体中，一些用户由于其具有一定的专业知识和影响力，在平台中发布的内容往往更容易被其他用户信任。以往研究中，这些用户被称为"意见领袖"（Choi and Rifon，2012）。在线医疗平台中也存在同样的现象。平台管理者根据医生对平台、患者的贡献程度对平台中所有注册并提供在线医疗服务的医生进行评选，并将其中一些具有杰出贡献的医生评为"明星医生"，这些医生往往具有更高的服务水平、更容易被患者信任，也往往具有更大的影响力。因此，本章将深入分析"明星医生"身份的调节作用。本章根据医生是否是"明星医生"将医生分为两大类，并用虚拟变量 $StarPhysician_i$ 表示，如果医生 i 曾被平台评为"明星医生"，则该变量的值为 1，否则该变量的值为 0。本章将未被评为"明星医生"的医生作为基准组，模型的估计结果展示在表 3.3 中。

表 3.3　医生服务水平对主效应的调节作用

变量	(1)	(2)	(3)
	$Consultation_{i,t}$	$PhysicianReply_{i,t}$	$Rating_{i,t}$
$D\_Reputation_{i,t}$	0.015 4*** (0.001 43)	0.023 9*** (0.006 41)	−0.290*** (0.034 6)
$D\_Experience_{i,t}$	0.156*** (0.018 0)	0.103*** (0.013 9)	0.178*** (0.037 7)
$D\_Reputation_{i,t} \times StarPhysician_i$	−0.007 75 (0.084 5)	−0.022 2 (0.031 4)	0.238 (0.165 0)
$D\_Experience_{i,t} \times StarPhysician_i$	0.567*** (0.152)	0.212*** (0.066 0)	0.776*** (0.198)
控制变量	Yes	Yes	Yes
月份虚拟变量	Yes	Yes	Yes
医生数量	4 997	4 997	4 997
样本数量	99 940	99 940	99 940
AR（2）	0.711	0.785	0.563
Hansen 检验	0.114	0.356	0.296

注：括号中表示稳健标准误；Yes 表示模型中加入了该变量；AR（2）表示使用两个滞后期数据拟合出的自回归模型

***表示 $p<0.01$

表 3.3 中 $D\_Reputation_{i,t} \times StarPhysician_i$ 的系数估计结果显示，"明星医生"的身份对声誉多样性和团队成员医生绩效和声誉之间的关系没有显著调节作用。$D\_Experience_{i,t} \times StarPhysician_i$ 的系数估计结果则显示，"明星医生"的身份对经验多样性和团队成员医生绩效和声誉之间的关系有显著的正向影响。

三、机制性分析

基于社会学习理论，本节假设在线医疗团队的多样性程度越高，团队成员之间的学习效应就越明显。团队成员通过学习提升其个人服务能力，进而提高其绩效和声誉。为了验证这些假设是否真的成立，本节希望进一步探索"在线医疗团队多样性特征——团队成员的专业能力提升——团队成员的绩效和声誉提高"的影响机制是否存在。在在线医疗平台中，除了在线咨询服务，医生还可以在平台中分享健康科普知识，他们将自己擅长的医疗专业知识整理并发布在平台上，帮助患者普及医疗专业知识，减少医生和患者之间的信息不对称现象。医生分享的健康知识是否能让患者理解、是否能满足患者对健康知识的需求往往也是医生专业能力的体现。因此，本节用医生 i 在第 t 个月分享的健康知识获得的平均点赞数量来衡量医生的专业服务能力（Ability$_{i,t}$）。这是因为如果患者认为医生发布的健康知识能够帮助他们进行自我健康管理，就会认可该条健康知识的专业内容并点赞（Guo et al.，2017）。进一步地，本章计划使用中介效应模型来验证该影响机制（Bendoly et al.，2012），模型估计过程如下所示：

$$\text{Ability}_{i,t} = \beta_0 + \alpha_1 \text{D\_Reputation}_{i,t} + \alpha_2 \text{D\_Experience}_{i,t} + \delta_1 X'_{i,t} + \delta_2 y_{i,t-1} + \varepsilon_{i,t} \quad (3.5)$$

$$y_{i,t} = \beta_0 + \beta_1 \text{D\_Reputation}_{i,t-1} + \beta_2 \text{D\_Experience}_{i,t-1} + \theta \text{Ability}_{i,t-1} + \delta_1 X'_{i,t} + \delta_2 y_{i,t-1} + \varepsilon_{i,t} \quad (3.6)$$

其中，Ability$_{i,t}$ 表示医生个人的专业服务能力，用医生 i 在第 t 个月分享的健康知识获得的平均点赞数量测量，并在模型估计的过程中作对数处理。本节主要关注系数 α_1 和 α_2，这些系数表示了在线医疗团队多样性特征对医生专业服务能力的影响。式（3.6）中，各个变量表示的意义同式（3.5）。其中，本节主要关注系数 θ，该系数的估计结果表示了医生专业服务能力对医生绩效和声誉的影响。结合式（3.3），如果 β_1 和 β_2、α_1 和 α_2 以及 θ 均显著，则表明该中介效应存在。在本章的背景下，则表示"在线医疗团队多样性特征——团队成员的专业能力提升——团队成员绩效和声誉提高"的影响机制是成立的。

　　本节仍然使用广义矩估计方法对模型系数进行估计，估计的结果展示在表3.4和表3.5中。根据表3.4和表3.5中系数估计的结果，可以发现 β_1 和 β_2、α_1 和 α_2 以及 θ 对应的系数估计均显著。这表明医生专业服务能力对团队多样性特征和团队成员绩效以及声誉之间关系的中介效应是存在的。本章的分析结果进一步验证了本章提出的假设。

表3.4　在线医疗团队多样性对医生专业服务能力的影响

变量	（1）
	Ability$_{i,t}$
D_Reputation$_{i,t}$	0.029*** （0.003）

变量	（1）
	$Ability_{i,t}$
$D\_Experience_{i,t}$	0.214*** （0.047）
控制变量	Yes
月份虚拟变量	Yes
医生数量	4 997
样本数量	99 940
AR（2）	0.453
Hansen 检验	0.138

注：括号中表示稳健标准误；Yes 表示模型中加入了该变量；AR（2）表示使用两个滞后期数据拟合出的自回归模型

***表示 $p < 0.01$

表 3.5 医生专业服务能力对医生绩效和声誉的影响

变量	（1）	（2）	（3）
	$Consultation_{i,t}$	$PhysicianReply_{i,t}$	$Rating_{i,t}$
$Ability_{i,t}$	0.015*** （0.003）	0.003** （0.002）	0.015** （0.006）
$D\_Reputation_{i,t}$	0.015*** （0.001 45）	0.023*** （0.006 30）	−0.284*** （0.0340）
$D\_Experience_{i,t}$	0.171*** （0.018）	0.109*** （0.014）	0.298*** （0.037）
控制变量	Yes	Yes	Yes
月份虚拟变量	Yes	Yes	Yes
医生数量	4 997	4 997	4 997
样本数量	99 940	99 940	99 940
AR（2）	0.701	0.791	0.538
Hansen 检验	0.117	0.332	0.295

注：括号中表示稳健标准误；Yes 表示模型中加入了该变量；AR（2）表示使用两个滞后期数据拟合出的自回归模型

表示 $p < 0.05$，*表示 $p < 0.01$

四、稳健性分析

为确保主效应分析结果的稳健性，本节分别用双向固定效应模型和泊松回归模型对在线医疗服务团队经验多样性和声誉多样性对医生绩效和声誉的影响效应进行了验证。分析结果分别展示在表 3.6 和表 3.7 中。估计结果和主效应分析的估计结果相同，证实了本章分析结果的稳健性。

表 3.6 双向固定效应模型分析结果

变量	（1）	（2）	（3）
	Consultation$_{i,t}$	PhysicianReply$_{i,t}$	Rating$_{i,t}$
D_Reputation$_{i,t}$	0.029*** (0.006)	0.010** (0.005)	−0.072*** (0.003)
D_Experience$_{i,t}$	0.031*** (0.007)	0.183*** (0.006)	0.170*** (0.031)
控制变量	Yes	Yes	Yes
月份虚拟变量	Yes	Yes	Yes
医生数量	4 997	4 997	4 997
样本数量	99 940	99 940	99 940

注：括号中表示稳健标准误；Yes 表示模型中加入了该变量；AR（2）表示使用两个滞后期数据拟合出的自回归模型

表示 $p<0.05$，*表示 $p<0.01$

表 3.7 泊松回归模型分析结果

变量	（1）	（2）	（3）
	Consultation$_{i,t}$	PhysicianReply$_{i,t}$	Rating$_{i,t}$
D_Reputation$_{i,t}$	0.042*** (0.010)	0.062*** (0.012)	−0.023*** (0.003)
D_Experience$_{i,t}$	0.031*** (0.006)	0.035*** (0.008)	0.036*** (0.012)
控制变量	Yes	Yes	Yes
月份虚拟变量	Yes	Yes	Yes
医生数量	4 997	4 997	4 997
样本数量	99 940	99 940	99 940

注：括号中表示稳健标准误；Yes 表示模型中加入了该变量；AR（2）表示使用两个滞后期数据拟合出的自回归模型

***表示 $p<0.01$

第四节 本 章 小 结

在线医疗团队是在线医疗平台中医生开展合作的重要途径。本章通过收集在线医疗平台中医生的行为数据，构建计量经济学模型对研究假设进行验证。首先，分析了在线医疗团队的多样性特征对其团队成员绩效和声誉的影响效应。研究结果发现，在线医疗团队的经验多样性特征和声誉多样性特征对其团队成员绩效具有显著正向影响，而经验多样性和声誉多样性对医生声誉则呈现出不同的影响。具体而言，声誉多样性对团队成员绩效有显著正向影响，但是对其声誉却有显著负向影响。其次，本章考虑了"明星医生"身份对上述影响的调节作用。研究发现，团队经验多样性对"明星医生"的绩效和声誉有更大的提升作用，而声誉多样性特征对"明星医生"的绩效和声誉却没有产生异质性影响。最后，本章深入分析了团队多样性特征对团队成员绩效和声誉的作用机理。研究发现，团队多样性程度越高，团队成员之间的学习效应就越明显，成员之间的相互学习会提高他们的专业服务能力，进而提升他们的绩效和声誉。

第四章　远程协作服务模式及其影响研究

本章将在第一节对远程协作服务模式的研究假设进行阐述，在第二节中介绍研究所用的数据、相关变量定义以及本章所构建的研究模型，在第三节对模型的主效应及调节效应进行分析，并进一步对模型进行补充性分析和稳健性分析，最后在第四节中对本章的研究内容进行总结。

第一节　研　究　假　设

一、线上线下合作行为对医生绩效的影响

医生绩效是单位时间内患者在在线医疗平台中购买医生在线咨询服务的次数（Huang et al.，2021）。提供 DMIC 服务对医生绩效的影响主要通过医生占据结构洞位置后获得的信息优势来实现，包括摄取、时效性以及举荐三个途径。

摄取指占据结构洞位置的个体有更多的机会从异质信息网络中获得异质性资源（Mirzaei and Esmaeilzadeh，2021）。在在线医疗平台中，医生可以获得的核心资源是患者资源，这些患者购买医生的在线医疗服务、阅读医生分享的健康知识并对医生提供的在线医疗服务进行评分。医生提供 DMIC 服务后，将线上医疗服务网络和线下远程医疗服务网络这两个信息网络连接起来，从而有更多的机会获得更多患者资源（Huang et al.，2021）。具体而言，医生可以同时从线下远程医疗服务网络和在线医疗服务网络中吸引患者，获得更多患者资源。随着患者资源的增加，购买医生在线医疗服务的人数也会增加，从而提高医生绩效。

时效性是指占据结构洞位置的个体可以快速获得不同信息网络中的宝贵资源并根据不同网络中的用户需求进行信息交换，以确保及时满足各方的需求（Raman and Grover，2020）。提供 DMIC 服务的医生位于在线医疗服务网络和远程线下医疗服务网络之间的结构洞位置（Han et al.，2021），他们可以根据患者的异质性需求为患者更快、更有效地提供不同类型的医疗服务。具体而言，医生可以有效地利用远程线下医疗机构资源，将线上患者中需要到线下医疗机构做进一步诊疗的人转移到他们所在地的线下医疗机构进行诊治（Lin and Hwang，2021）。此外，

医生还可以利用在线医疗平台的资源，将线下远程医疗机构的患者转化为线上患者资源，并通过在线医疗平台为这些患者提供远程诊后健康管理服务。因此，占据结构洞位置的医生能够将不同网络中的异质性信息进行快速集成，使医生能够根据患者的不同需求，更高效地提供个性化医疗服务，提高医生的服务效率，进而提升医生绩效（Tang et al.，2017）。

举荐是指处于结构洞位置的个体有更多途径接触外部资源、发现新机会，这使他们能够快速识别信息并对这些信息做出反应（Raman and Grover，2020）。提供 DMIC 服务的医生有机会接触到更多的外部资源，如远程医疗机构的医疗资源。这些外部信息可以让医生更加详细地了解远程线下医疗机构的真实服务水平，这可以帮助医生将有线下诊疗需求、适合医疗机构服务水平的患者转移到线下医疗服务机构。这使得医生能够更合理地分配有限的时间和精力，从而提升他们在线咨询服务的效率和绩效（Han et al.，2021）。此外，提供 DMIC 服务后，医生有更多途径来了解、识别患者的真实需求，这使得医生在自我宣传时，能够在宣传中突出如何满足患者的需求，从而吸引更多患者，提高医生绩效。因此，基于上述推论，本章提出以下假设。

假设 4.1：医生提供 DMIC 服务（即线上线下合作行为）会显著提升他们的绩效。

二、线上线下合作行为对医生声誉的影响

在在线医疗平台中，患者可以对医生提供的服务进行评分（Gao et al.，2015）。这些评分可以分为医生的整体服务质量评分、服务态度评分和治疗效果评分。其中，医生服务态度评分主要体现在医疗服务过程中患者情感需求的满足，而治疗效果评分主要体现在患者对医生专业能力的评价上（Han et al.，2021）。医生声誉取决于患者的评分（Bensnes and Huitfeldt，2021）。提供 DMIC 服务的医生占据了网络的结构洞位置，有更多机会获得信息资源。更多的信息可以让医生更好地了解和满足患者的需求，从而提高患者对医疗服务的满意度。因此，为了提高患者对医生服务的评价，医生应提供满足患者心理需求的服务，包括对患者自主需求、胜任需求以及关系需求的满足（Gong et al.，2021）。

患者自主需求是指患者在服务过程中有选择的权利，如服务形式、服务渠道等（Gong et al.，2021）。提供 DMIC 服务的医生可以更好地满足患者的自主需求。提供 DMIC 服务的医生有更多的服务渠道，患者可以选择合适的服务渠道，包括图文问诊服务和 DMIC 服务，增加了患者可选的服务渠道数量（Mirzaei and Esmaeilzadeh，2021）。提供 DMIC 服务的医生也有更多的服务形式，除了传统文本交流的在线咨询形式外，医生还可以通过视频为患者提供 DMIC 服务，增加了

患者可选的服务形式数量。更多的选择满足了患者在在线医疗服务过程中的自主需求，从而提高了患者对医生服务的评价。

在线医疗服务中的患者胜任需求是指患者认为他们的医生有足够的胜任力和专业能力来解决他们的健康问题。提供 DMIC 服务的医生可以更好地满足患者的胜任需求。提供 DMIC 服务的医生服务渠道更加多样化，能够根据患者的需求提供更加多样化的医疗服务，因此，提供 DMIC 服务的医生向患者发出积极信号，表明他们是经验丰富、有能力解决患者健康问题的医生。这满足了患者在在线医疗过程中的胜任需求，提高了患者对医生医疗服务的评价，特别是在治疗的有效性方面。

患者关系需求是指在服务过程中医患关系良好（Liang et al.，2017）。如前所述，提供 DMIC 服务的医生可以帮助建立更好的医患关系。此外，提供 DMIC 服务的医生可以增加他们与患者接触的可能性。根据简单曝光效应，多次重复的出现会增加患者对医生的好感度，因为患者认为这样的医生在工作中有更积极的态度（Reibstein，2002）。这种对医生工作态度的先验认知，使得患者更有可能对医生的服务给予较高的评价，有助于建立良好的医患关系。良好的医患关系满足了患者在医疗服务过程中的关系需求，提高了患者对医生医疗服务的评价，特别是对服务态度的评价。因此，基于以上推论，本章提出以下假设。

假设 4.2：医生提供 DMIC 服务会显著提升他们的声誉。

三、医生职称的调节作用

提供 DMIC 服务和医生绩效以及声誉之间的关系也可能因医生的不同特征而不同。本章主要关注医生的专业职称造成的影响。医生的专业职称标志着医生的经验和资历，这可能会影响他们提供 DMIC 服务后带来的医生绩效和声誉的变化（Yang et al.，2021）。考虑到在线医疗平台中存在信息不对称问题，在线医疗平台中患者更倾向于向高职称的医生进行咨询和问诊（Huang et al.，2021），这可能会影响医生提供在线医疗服务的积极性，进而影响其绩效和声誉。

更高职称的医生通常能够在在线医疗平台中吸引更多患者（Khurana et al.，2019；Huang et al.，2021）。因此，相比于低职称的医生而言，拥有较高职称的医生在获取患者资源方面可能会付出较少努力。相反，在在线医疗平台中，职称较低的医生可能会付出额外的努力为患者服务，增加患者资源、收入和知名度（Guo et al.，2017）。在提供 DMIC 服务后，高职称的医生由于具有更加丰富的临床经验和专业知识，更有可能通过远程服务直接解决患者的健康问题，而不需要额外通过线上咨询服务为患者解决问题，因此，相比于低职称医生而言，高职称医生在提供 DMIC 服务后，获得的线上咨询患者数量可能更少。所以，本章提出以下假设。

假设 4.3：相比于低职称医生而言，高职称医生提供 DMIC 服务后，医生绩效提升更小。

对于医生声誉而言，正如之前所推断的，患者往往会选择高水平的医生进行远程咨询服务（Ryan and Deci，2020）；专业水平高、临床经验丰富的医生才会更倾向于通过远程服务的方式帮助患者解决健康问题（Huang et al.，2021），因为他们更有能力在提供 DMIC 服务的过程中精准判断患者的病情，并提出有效的诊疗方案。因此，相对于低职称医生而言，高职称医生由于具有更高的医疗专业水平，在 DMIC 服务过程中更容易解决患者的健康问题，所以更容易获得患者的信任，进而提高他们对医生服务的评分（Gao et al.，2015）。因此，本章提出以下假设。

假设 4.4：相比于低级职称医生而言，高级职称医生提供 DMIC 服务后声誉提升更大。

本章的研究模型如图 4.1 所示。

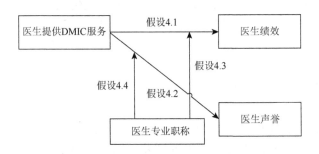

图 4.1　医生提供 DMIC 服务的影响研究模型图

第二节　研究数据和方法

一、研究数据

本章的研究数据来自中国最受欢迎的在线医疗平台之一，在平台中，医生可以为患者提供在线咨询医疗服务。截至 2019 年 12 月，该在线医疗平台共收录了国内 9917 家正规医院的 61 万名医生信息。其中，22 万名医生在平台上实名注册，直接向患者提供线上医疗服务。在这些活跃医生中，三甲医院的医生比例占到 78%，具有很高的医疗服务权威性。在该平台中，患者也可以对医生提供的健康服务进行评价，或者在平台上写感谢信给医生。为了更好地缓解由于医疗资源分布不均衡造成的"看病难"问题。2017年9月，该在线医疗平台引入了DMIC的线上-线下合作远程医疗功能。在线医疗平台中的医生可以通过与远程医疗机构合作，为患者提供远程医疗服务。具体而言，患者在在线医疗平台中通过DMIC的功能在线上预约医生，平台安排患者所在地的医疗机构和该机构的医生进行对接，之后平台上的医生和线下医疗机构预定门诊时间，最后患者在当地医疗机构的协助下进行DMIC服务。在线医生可以通过在线医疗平台用远程视频的方式为患者进行诊断，制订治疗方案，再由远程医疗机构的医生在该机构实施治疗方案（图4.2）。这是一种典型的线上线下合作策略，为本章的研究提供了良好的自然实验的场景，可以帮助分析医生提供线上线下的合策略对他们在在线医疗平台中的医生绩效和声誉的影响。

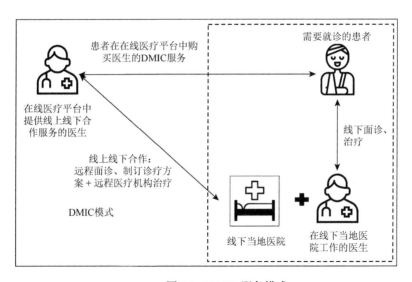

图4.2　DMIC 服务模式

本章收集了该在线医疗平台从2017年1月1日至2019年7月1日的数据，包括医生的个人信息和他们在该在线平台中的参与行为信息（如在线咨询数量等），并且设计了一个准自然实验来研究医生采取线上线下合作策略对医生绩效和声誉的影响。在30个月的时间窗口中，该平台引入DMIC服务功能是一个自然发生的外部政策干预，并且在实验设置中，这个干预是完全外生的。本章定义2017年1月1日至2017年8月31日为政策实施前期，2017年9月1日至2019年7月1日为政策实施后期。本章主要关注那些提供过DMIC服务并且在数据收集之前就已经在该社区注册过账号的医生。在数据收集期间，提供过DMIC服务的医生共2539人。此外，本章随机选择了该在线医疗平台中6901个在实验期内没有开通 DMIC 服务功能并且在数据收集前就已经在该平台注册账号的医生作为控制组。图 4.3 展示了本章的准自然实验对应的时间线。

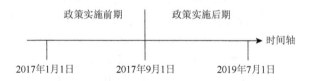

图 4.3　线上线下合作策略的准自然实验时间线

二、变量定义

（一）因变量

本章首先关注医生在在线医疗平台中的绩效，用在单位时间 t 内患者购买医生 i 的在线咨询服务数量（$\text{Consultation}_{i,t}$）来表示。其次，本章关注医生在在线医疗平台中的声誉，用医生 i 在第 t 个月的平均在线评分（$\text{Rating}_{i,t}$）来表示。具体而言，患者在购买医生的医疗服务后，会根据医生在服务过程中的表现对医生进行评分（范围为 1～5 分），本章统计在单位时间 t 内医生 i 获得的患者评分平均值作为该医生在单位时间 t 内的声誉。

（二）自变量

本章关注的是相比于没有开通 DMIC 服务的医生来说，选择提供 DMIC 服务的医生在提供该服务后，他们在在线医疗平台中的绩效以及声誉的变化。因此，本章用 TreatGroup_i 和 PostTreatment_t 来表示医生是否开通 DMIC 的服务功能以及提供该服务前后的变化。其中，如果医生 i 在本章的数据收集期间，即 2017 年 9 月 1 日至 2019 年 7 月 1 日期间开通了 DMIC 服务功能并为患者提供过 DMIC 的服务，那么该医生被划分为实验组，对应的 $\text{TreatGroup}_i = 1$，否则为控制组，$\text{TreatGroup}_i = 0$。如果时间 t 属于本章的政策实施后期，即是在 2017 年 9 月 1 日之后的某个月，那么 $\text{PostTreatment}_t = 1$，否则，$\text{PostTreatment}_t = 0$。

（三）控制变量

在在线医疗平台中，医生和患者之间通过在线平台交流（包括文本、语音等），这些形式对信息的传递效率都低于医生和患者直接面对面的沟通，这增加了医生和患者之间存在的信息不对称现象（Hughes-Hallett et al.，2016）。医生在在线医疗平台中的信息披露会缓解这种不对称问题，进而影响医生的绩效和声誉（Esmaeilzadeh，2020；Zhang et al.，2018）。因此，本章将医生信息披露的情况作为模型的控制变量。首先，对于在线咨询服务，该在线医疗平台会展示医生和患者每一次对话的简要信息和关键词，因此，本章分别计算这些简介的平均文本长度（$ConsultInfor_{i,t}$）作为控制变量。其次，对于健康知识分享服务，该在线医疗平台会展示医生分享的健康知识的标题信息，因此，本章计算这些标题的平均文本长度（$KnowledgeLength_{i,t}$）作为控制变量。最后，对于患者评价，在线医疗平台会展示所有患者对医生的评价内容。因此，本章选择患者评价的平均文本长度（$CommentInfor_{i,t}$）作为控制变量。

表 4.1 对本章涉及的各个变量定义进行了说明。

表 4.1　变量定义说明及描述性统计分析

变量名称	变量定义	均值	标准差	最小值	最大值
$Consultation_{i,t}$	医生 i 在第 t 个月中的在线咨询数量	22.735	81.033	0	6367
$Rating_{i,t}$	医生 i 在第 t 个月的平均在线评分	1.631	2.487	0	5
$TreatGroup_i$	虚拟变量，当变量等于 1 时，表示医生在实验组，提供过 DMIC 服务，否则，该变量的值为 0	0.205	0.404	0	1
$PostTreatment_t$	虚拟变量，当该变量等于 1 时，表示时间 t 在政策实施后期，否则，该变量的值为 0	0.733	0.442	0	1
$ConsultInfor_{i,t}$	医生 i 在第 t 个月中，所有在线咨询服务的简介的平均文本长度	9.562	8.351	0	30
$KnowledgeLength_{i,t}$	医生 i 在第 t 个月中，知识分享标题的平均文本长度	2.649	6.254	0	57
$CommentInfor_{i,t}$	医生 i 在第 t 个月中，获得所有患者评价的平均文本长度	33.441	61.226	0	2639
$ProfessionalTitle_i$	虚拟变量，表示医生的专业职称高低，高专业职称的医生该变量等于 1，否则该变量等于 0	0.574	0.468	0	1
$DoctorIntro_i$	医生 i 个人主页中关于擅长疾病类型介绍的文本长度	76.809	72.192	2	838
$ServiceType_i$	医生 i 的在线服务种类	1.720	0.881	0	4
$ConsultationPrice_i$	医生 i 在线咨询服务的价格	48.759	85.610	0	1200

三、研究模型

由于实验组和控制组医生的初始条件不完全相同，故存在"选择偏差"。这是因为相比于在实验期未开通 DMIC 服务的医生来说，选择提供 DMIC 服务的医生可能本来就在在线医疗平台中具有更高的活跃性。因此，即使没有提供 DMIC 服务，实验组的医生也会努力去参与更多的平台活动，如为患者提供在线咨询服务和分享知识，并且这样的医生往往更容易获得患者的好评。为了减少实验组和控制组医生存在的潜在差异，本章根据医生层面的可观测变量，使用倾向得分匹配方法去识别控制组中与实验组医生特征最为相似的医生。首先，本章采用 Logit 回归，将影响医生是否开通 DMIC 服务的因素（包括功能上线之前医生服务的患者数量、在线咨询介绍的文本长度、在线咨询关键词的文本长度、医生和患者的平均对话数量、医生职称、医生个人介绍信息的文本长度、医生所在医院的等级、医生擅长疾病的种类等）通过计算得出倾向得分。其次，基于倾向得分，本章用 1：4 有放回的卡尺为 0.01 的最近邻匹配方法对控制组和实验组的医生进行匹配，匹配结果在表 4.2 中展示。

表 4.2　匹配前后实验组和控制组的变量描述性统计

变量		均值		偏差	偏差减少比例	t 检验	
		实验组	控制组			t 值	p 值
ProfessionalTitle$_i$	U	3.234	2.843	47.8%	94.9%	10.28	0.000
	M	3.198	3.218	−2.4%		−0.40	0.689
Consultation$_{i,t}$	U	579.570	257.520	34.5%	99.2%	9.33	0.000
	M	497.320	484.850	0.3%		0.04	0.970
KnowledgeLength$_{i,t}$	U	21.118	11.993	14.8%	85.7%	3.76	0.000
	M	16.735	18.042	−2.1%		−0.33	0.738
Rating$_{i,t}$	U	4.029	3.309	147.2%	99.7%	35.30	0.000
	M	3.865	3.867	−0.5%		−0.08	0.938
DoctorIntro$_i$	U	518.800	277.120	37.7%	99.5%	10.34	0.000
	M	485.260	484.100	0.2%		0.03	0.979
ServiceType$_i$	U	2.419	1.525	110.1%	96.8%	25.64	0.000
	M	2.217	2.189	3.5%		0.58	0.564
ConsultationPrice$_i$	U	97.936	36.075	62.2%	91.2%	17.38	0.000
	M	76.691	71.230	5.5%		0.93	0.354

注：U 表示匹配前，M 表示匹配后

表 4.2 中的结果显示，在匹配后，所有协变量的偏差都大幅度降低。t 检验的结果证实了匹配后两组样本的均值是相似的，即匹配后实验组和控制组的医生在

这些可观测变量上不存在显著差异。匹配后，实验组的医生有 673 人，控制组的医生有 2597 人，共 3270 人。本章用匹配后的实验组和控制组样本进行双重差分分析。对于医生 i 在第 t 个月的估计模型如式（4.1）所示：

$$y_{i,t} = a + \beta_2 \text{PostTreatment}_t \times \text{TreatGroup}_i + \gamma Z_{i,t} + v_t + \lambda_i + \varepsilon_{i,t} \quad (4.1)$$

其中，$y_{i,t}$ 分别表示 $\text{Consultation}_{i,t}$、$\text{Rating}_{i,t}$。为了便于解释，本章将模型中的结果变量取自然对数。如果医生 i 在数据收集期间提供过 DMIC 的服务，那么 TreatGroup_i 为 1，否则 TreatGroup_i 为 0。PostTreatment_t 是一个虚拟变量，表示如果 t 是在 DMIC 服务上线之后的时间段，那么 PostTreatment_t 为 1，否则 PostTreatment_t 为 0。交互项 $\text{PostTreatment}_t \times \text{TreatGroup}_i$ 的系数 β_2 估计了在 DMIC 服务上线之后，实验组医生在线医疗平台中的绩效和声誉相对控制组医生的变化情况。$Z_{i,t}$ 表示可能会对结果产生影响的控制变量；v_t 表示时间效应；λ_i 表示医生的个体固定效应；$\varepsilon_{i,t}$ 表示模型的误差项；γ 表示控制变量的估计系数，本章采用聚类稳健标准误的固定效应模型进行估计。

第三节　结果与分析

一、主效应分析

本章运用之前通过倾向得分匹配得到的样本对双重差分模型的系数进行估计。本章主要关注医生开通 DMIC 服务的功能后，对他们在在线医疗平台中的绩效以及声誉的影响。表 4.3 展示了 DMIC 服务对医生绩效和声誉的影响。

表 4.3　DMIC 服务对医生绩效和声誉的影响

变量	（1） $\text{Consultation}_{i,t}$	（2） $\text{Rating}_{i,t}$
$\text{PostTreatment}_t \times \text{TreatGroup}_i$	0.202*** (0.035)	0.107*** (0.018)
$\text{ConsultInfor}_{i,t}$	0.091*** (0.001)	0.011*** (0.001)
$\text{KnowledgeLength}_{i,t} \times 10^{-2}$	2.280*** (0.085)	0.774*** (0.050)
$\text{CommentInfor}_{i,t} \times 10^{-2}$	0.291*** (0.026)	0.509*** (0.041)
常数项	0.557*** (0.020)	0.146*** (0.011)

续表

变量	（1）	（2）
	Consultation$_{i,t}$	Rating$_{i,t}$
医生效应	Yes	Yes
时间效应	Yes	Yes
R^2	0.395	0.327
医生数量	3 270	3 270
样本数量	98 100	98 100

注：括号中表示稳健标准误，Yes 表示模型中加入了该变量

***表示 $p < 0.01$

第（1）列中 PostTreatment$_t$×TreatGroup$_i$ 的系数为正且显著，表明医生在开通 DMIC 服务并提供 DMIC 服务后会显著提高他们的绩效，这支持了假设 4.1，说明医生采取线上线下合作策略会对其绩效产生正向的溢出效应。医生不仅可以通过 DMIC 服务为偏远地区的患者提供远程医疗服务，还可以提高他们在在线医疗平台中的绩效。这对于提高在线医疗平台中的医生活跃度，缓解医疗资源配置的不平衡，保障平台的可持续发展具有重要意义。第（2）列中 PostTreatment$_t$×TreatGroup$_i$ 的系数为正且显著，说明医生在开通 DMIC 服务并提供 DMIC 服务后，其声誉显著提高，这支持了本章的假设 4.2。这表示医生采取线上线下合作策略将显著提高患者对医生的在线评分，这对医生在在线医疗平台中的自我形象管理具有重要意义，即医生可以通过线上线下合作策略提升其声誉，进而在在线医疗平台中建立良好的个人品牌形象。

二、调节效应分析

在估计了主效应后，本章主要关注医生专业职称高低对主效应的调节作用。医生的职称由低到高分为四类：住院医师（初级）、主治医师（中级）、副主任医师（副高级）以及主任医师（高级）。本章将不同级别的专业职称进行了分类，将初级和中级职称的医生划分为"低级职称"组，将副高级和高级职称的医生划分为"高级职称"组。参考 Khurana 等（2019）对医生职称高低的定义，本章使用变量 ProfessionalHigh$_i$ 来衡量一名医生是否拥有更高的专业职称。如果医生在"高级职称"组中，则 ProfessionalHigh$_i$ 的值为 1，如果医生在"低级职称"组，该值则为 0。本章使用式（4.2）估计医生的职称高低对主效应的调节作用：

$$y_{i,t} = \alpha + \beta_0 \text{TreatGroup}_i + \beta_0 \text{PostTreatment}_t + \beta_2 \text{PostTreatment}_t \times \text{TreatGroup}_i$$
$$+ \beta_3 \text{PostTreatment}_t \times \text{ProfessionalHigh}_i + \beta_4 \text{PostTreatment}_t \times \text{TreatGroup}_i$$
$$\times \text{ProfessionalHigh}_i + \gamma Z_{i,t} + \nu_t + \lambda_i + \varepsilon_{i,t}$$

$$（4.2）$$

在表 4.4 的第（1）列中交互项 $\text{PostTreatment}_t \times \text{TreatGroup}_i \times \text{ProfessionalHigh}_i$ 的系数表示了医生专业职称的调节效应的结果。结果显示，三项交互项的系数显著为负，说明高级职称的医生（相比于低级职称的医生而言）在提供 DMIC 服务后，医生绩效的提升程度均较低，这支持了假设 4.3。此外，表 4.4 中第（2）列的结果显示，交互项的系数显著且为负，说明高级职称医生在提供 DMIC 服务后，他们的声誉提升程度更低，这与假设 4.4 的结论相反。

表 4.4　医生专业职称的调节作用

变量	（1）	（2）
	$\text{Consultation}_{i,t}$	$\text{Rating}_{i,t}$
$\text{PostTreatment}_t \times \text{TreatGroup}_i$	0.400*** (0.035)	0.124*** (0.041)
$\text{PostTreatment}_t \times \text{TreatGroup}_i \times \text{ProfessionlHigh}_i$	−0.213** (0.097)	−0.028*** (0.010)
$\text{ConsultInfor}_{i,t}$	0.091*** (0.001)	1.060*** (0.064)
$\text{KnowledgeLength}_{i,t} \times 10^{-2}$	2.280*** (0.085)	0.773*** (0.050) ***
$\text{CommentInfor}_{i,t} \times 10^{-2}$	0.290*** (0.026)	0.509*** (0.041)
常数项	0.558*** (0.019)	0.146*** (0.011)
医生效应	Yes	Yes
时间效应	Yes	Yes
R^2	0.395	0.327
医生数量	3 270	3 270
样本数量	98 100	98 100

注：括号中表示稳健标准误，Yes 表示模型中加入了该变量

表示 $p < 0.05$，*表示 $p < 0.01$

三、补充性分析

为了更好地验证假设，本章希望深入分析医生在提供 DMIC 服务后对其在线医疗平台绩效和声誉有何影响。因此，在这一节将验证可能的影响机理。

（一）DMIC 对医生在在线咨询过程中努力程度的影响

在假设推导部分，本章假设 DMIC 对医生绩效的正向溢出效应是由于医生提供 DMIC 服务后处于结构洞位置，能够掌握更多信息、更加精准地了解患者需求并进一步提高其服务效率。因此，为了进一步验证医生提供 DMIC 服务后，在线咨询过程的效率是否显著提高，本章深入分析了 DMIC 服务对在线咨询过程中精力投入程度的影响。如果医生在咨询过程中付出的努力显著减少，而患者对服务的评价没有下降，说明医生可以用更少的努力提供同样高质量的服务，在线咨询的效率显著提高。为了验证这个推断，本章收集了在线医疗平台中医生在提供在线咨询服务过程中的医患互动数据，包括医患交流总数、医生是否结束了对话、在对话中医生的回复数量等。

本章通过计算在单位时间 t 内，医生 i 在医患在线咨询过程中回复的总次数（CommCount$_{i,t}$），以及医生 i 回复的总次数占在线咨询期间医患之间对话总数的比例（DocRatio$_{i,t}$）这两个变量，来表示医生在在线咨询过程中的努力程度。以这两个变量为因变量，再次用式（4.1）来估计提供 DMIC 服务对医生在在线咨询过程中努力程度的影响。为了更好地解释 DMIC 服务对医生在线咨询过程中努力程度的影响，本章将因变量分别取自然对数，从表 4.5 的结果来看，代表医生在线咨询过程中努力程度的两个变量对应的系数均为负向显著。这说明在提供 DMIC 服务后，医生在在线咨询上投入的努力显著减少。结合表 4.3 的结果可知，医生提供 DMIC 服务后，患者的评分不但没有下降，反而显著上升，说明医生提供的医疗服务质量也有所提高。这验证了本章的推测，提供 DMIC 服务能够显著提高医生在线咨询服务过程中的服务效率。

表 4.5　DMIC 对医生在线咨询过程中努力程度的影响

变量	（1）	（2）
	CommCount$_{i,t}$	DocRatio$_{i,t}$
PostTreatment$_t$×TreatGroup$_i$	−0.032*** （0.011）	−0.008** （0.003）
常数项	−0.022*** （0.007）	−0.012*** （0.002）
控制变量	Yes	Yes
医生效应	Yes	Yes
时间效应	Yes	Yes

续表

变量	（1）	（2）
	CommCount$_{i,t}$	DocRatio$_{i,t}$
R^2	0.395	0.547
医生数量	3 270	3 270
样本数量	98 100	98 100

注：括号中表示稳健标准误，Yes 表示模型中加入了该变量

表示 $p<0.05$，*表示 $p<0.01$

（二）DMIC 服务对医生在线服务质量的影响

在互联网医疗平台中，患者除了对医生的服务进行总的评价打分外，还可以分别针对医生的服务态度和服务的疗效进行评价、打分。此外，除了对医生的服务进行评价，患者还可以给医生写感谢信来表达对医生服务的肯定。在假设推导的部分，本章推测医生提供 DMIC 服务后，会因为能够更加有效地解决患者的健康问题而提高患者对他们医疗服务的满意度，进而提升对他们医疗服务的评分。这些变量都可以更加详细地反映医生提供的医疗服务的质量水平（Kakimura et al.，2022）。因此，本章想进一步探究医生在提供 DMIC 服务后，患者对他们在提供服务过程中的服务态度以及治疗效果的评分是否也发生了变化？进一步地，分析医生提供 DMIC 的服务后，是否更容易收到患者的感谢信。

为了探究医生开通 DMIC 服务对他们医疗服务质量的影响，本章计算了在单位时间 t 内医生 i 获得的患者关于医生服务态度（Attituderating$_{i,t}$）和治疗效果（Treatmentrating$_{i,t}$）的评分，以及医生 i 收到的感谢信的数量（ThanksLetter$_{i,t}$）。将这三个变量进行自然对数的转换后，本章再一次用式（4.1）估计医生提供 DMIC 服务对他们医疗服务质量的影响，估计结果展示在表 4.6 中。

表 4.6　DMIC 对医生服务质量的影响

变量	（1）	（2）	（3）
	Attituderating$_{i,t}$	Treatmentrating$_{i,t}$	ThanksLetter$_{i,t}$
PostTreatment$_t$×TreatGroup$_i$	0.104*** (0.012)	0.103*** (0.012)	0.076*** (0.015)
常数项	0.129*** (0.015)	0.127*** (0.015)	0.121*** (0.008)
控制变量	Yes	Yes	Yes
医生效应	Yes	Yes	Yes

续表

变量	（1）	（2）	（3）
	Attituderating$_{i,t}$	Treatmentrating$_{i,t}$	ThanksLetter$_{i,t}$
时间效应	Yes	Yes	Yes
R^2	0.395	0.547	0.327
医生数量	3 270	3 270	3 270
样本数量	98 100	98 100	98 100

注：括号中表示稳健标准误，Yes 表示模型中加入了该变量

***表示 $p<0.01$

表 4.6 的（1）～（3）列中，PostTreatment$_t$×TreatGroup$_i$ 的系数均为正向且显著，这表示医生在提供 DMIC 服务后，患者对医生关于服务态度、治疗效果的评分都有显著增加，并且医生收到的感谢信的数量也有显著增加。这表明，医生提供 DMIC 服务后，即采取线上线下的合作策略后，医生的在线医疗服务质量有显著的提升，这也在一定程度上验证了本章的假设推断，即医生采取线上线下的合作策略能够对医生绩效和声誉产生正向的协同效应。

四、稳健性分析

为了验证模型估计结果的稳健性，本章进行了一系列的稳健性分析，包括不同的样本识别策略、控制函数法以及证伪检验以及相对时间模型等。

（一）不同的样本识别策略

为了验证分析结果不依赖于匹配后选择的样本，本章使用了另外两种匹配策略，1∶1 最近邻匹配和 1∶2 最近邻匹配来选择样本。此外，本章还使用非参数广义精确匹配策略估计处理效应。将匹配后得到的样本分别用双重差分模型估计参数。表 4.7 的结果显示，医生绩效以及在线评分的系数仍然为正向并且显著，说明了结果的稳健性。

表 4.7　不同样本匹配策略下双重差分模型估计结果

因变量	（PostTreatment$_t$×TreatGroup$_i$）的系数		
	（1）	（2）	（3）
	1∶1 最近邻匹配	1∶2 最近邻匹配	非参数广义精确匹配
Consultation$_{i,t}$	0.129**	0.185***	0.174***
	(0.051)	(0.052)	(0.061)

因变量	（PostTreatment$_i$×TreatGroup$_i$）的系数		
	（1）	（2）	（3）
	1∶1 最近邻匹配	1∶2 最近邻匹配	非参数广义精确匹配
Rating$_{i,t}$	0.079*** （0.026）	0.111*** （0.026）	0.085*** （0.029）
控制变量	Yes	Yes	Yes
医生效应	Yes	Yes	Yes
时间效应	Yes	Yes	Yes
医生数量	1 036	1 040	588
样本数量	31 080	31 200	17 640

注：括号中表示稳健标准误，Yes 表示模型中加入了该变量

表示 $p<0.05$，*表示 $p<0.01$

（二）控制函数法

尽管使用倾向评分匹配方法匹配了实验组和控制组的医生，但 TreatGroup$_i$ 变量仍有可能受到潜在内生性的影响，如更加积极的医生可能更愿意尝试不同的服务渠道，并且提供 DMIC 服务。为了识别这部分不可观测的变量导致的潜在内生性问题，本章采用了 Ayabakan 等（2017）提出的控制函数法估计关注的主要参数。控制函数法使用未出现在结构方程中的其他回归变量来解释内生解释变量与影响结果的不可观测变量之间的相关性。因此，先要从式（4.3）中估计残差 v：

$$TreatGroup_i = z_1\pi + v \qquad (4.3)$$

其中，z_1 包括所有的控制变量，以及 BedCount$_i$ 和 DoctorCount$_i$ 两个变量作为第二步回归中的排除限制，BedCount$_i$ 表示在线医疗平台中医生工作地区的人均床位数，DoctorCount$_i$ 表示在线医疗平台中医生工作地区的人均医生数量。这些变量可以表示某一地区的医疗资源水平。控制函数法的第一步是利用式（4.3）将可能影响医生是否选择提供 DMIC 服务但不太可能影响医生绩效和声誉的因素（包括医生工作地区的人均床位数、人均医生数量）作为自变量进行回归。医生所在的医疗资源水平影响医生是否选择提供 DMIC 服务，但不影响医生在在线医疗平台中的绩效和声誉。这是因为医疗资源相对紧缺的地区，医生往往没有足够的线下医疗资源为患者提供线下诊疗服务，因此这些地区的医生更可能选择提供 DMIC 服务远程解决患者的健康问题。最后，本章将第一步回归中得到的残差加入到式（4.1）中，重新估计交互项的系数：

$$y_{i,t} = \alpha_1 + \beta_0 \text{TreatGroup}_i + \beta_1 \text{PostTreatment}_t + \beta_2 \text{PostTreatment}_t \times \text{TreatGroup}_i$$
$$+ \gamma Z_{i,t} + \nu + \varepsilon_{i,t} \tag{4.4}$$

结果如表 4.8 所示。结果与之前的结果一致，说明本章的结果是稳健的。

表 4.8　控制函数法的估计结果

因变量	（PostTreatment$_t$×TreatGroup$_i$）的系数
Consultation$_{i,t}$	0.106*** (0.032)
Rating$_{i,t}$	0.089*** (0.017)
控制变量	Yes
医生效应	Yes
时间效应	Yes
医生数量	3 270
样本数量	98 100

注：括号中表示稳健标准误，Yes 表示模型中加入了该变量

***表示 $p<0.01$

（三）证伪检验

之前的分析表明，提供 DMIC 服务显著提高了医生的绩效、非文本形式的知识共享绩效和声誉。为了验证这种改善确实是由于提供 DMIC 服务引起的，本章在随机排序"i 医生是否提供 DMIC 服务"的数据后，重新估计了模型，并重复了 1000 次。当随机样本的双重差分模型估计结果变得不显著时，则表示结果是稳健的。从表 4.9 的结果可以看出，当本章对数据进行随机排列时，医生是否提供 DMIC 服务不再影响其绩效、知识共享绩效和声誉。这验证了结果的稳健性。

表 4.9　证伪检验的估计结果

因变量	（PostTreatment$_t$×TreatGroup$_i$）的系数
Consultation$_{i,t}$	−0.015 (0.038)
Rating$_{i,t}$	−0.014 (0.016)
控制变量	Yes
医生效应	Yes

因变量	（PostTreatment$_t$×TreatGroup$_i$）的系数
时间效应	Yes
医生数量	3 270
样本数量	98 100

注：括号中表示稳健标准误，Yes 表示模型中加入了该变量

（四）相对时间模型

如果一些未观测到的随时间变化的因素显著影响医生参与线上线下合作服务模式的在线参与行为，从而导致实验组医生和控制组医生的参与行为在 DMIC 服务上线之前就存在显著差异，那么表示导致医生绩效和声誉提高的原因并不是由提供 DMIC 服务引起的。这表示使用双重差分模型估计的提供 DMIC 服务对医生绩效和声誉的因果效应的平行趋势假定无法得到满足。因此，本章基于因果推断建立相对时间模型［如式（4.5）］，以检验医生提供 DMIC 服务前在在线医疗平台中的参与行为是否存在显著差异。其中，Month$_k$是表示月份的虚拟变量。模型估计的结果展示在表 4.10 中。系数估计结果显示，医生在提供 DMIC 服务之前，他们的在线参与行为没有显著差异。

$$y_{i,t} = \alpha_1 + \beta_0 \text{TreatGroup}_i + \beta_1 \text{PostTreatment}_t + \beta_2 \sum_{k=1}^{15} \text{Month}_k \times \text{TreatGroup}_i$$
$$+ \gamma Z_{i,t} + v + \varepsilon_{i,t} \tag{4.5}$$

表 4.10　相对时间模型估计结果

变量	（1） Consultation$_{i,t}$	（2） Rating$_{i,t}$
T–6	0.043 （0.050）	−0.040 （0.030）
T–5	0.066 （0.046）	−0.026 （0.030）
T–4	0.045 （0.045）	−0.020 （0.028）
T–3	0.028 （0.040）	−0.026 （0.028）
T–2	−0.000 （0.038）	−0.039 （0.026）

变量	（1）	（2）
	Consultation$_{i,t}$	Rating$_{i,t}$
$T+0$	0.077** （0.034）	0.108*** （0.033）
$T+1$	0.127*** （0.040）	0.137*** （0.034）
$T+2$	0.131*** （0.038）	0.140*** （0.035）
$T+3$	0.192*** （0.045）	0.128*** （0.035）
$T+4$	0.144*** （0.043）	0.092** （0.036）
$T+5$	0.083* （0.047）	0.043 （0.039）
控制变量	Yes	Yes
医生固定效应	Yes	Yes
月份固定效应	Yes	Yes
医生数量	3 270	3 270
样本数量	98 100	98 100

注：括号中表示稳健标准误；Yes 表示模型中加入了该变量；T 表示 DMIC 服务提供的时间，如 $T-6$ 表示开始提供 DMIC 服务的 6 个月之前，$T+0$ 表示开始提供 DMIC 服务的当月，$T+5$ 表示开始提供 DMIC 服务的 5 个月后

*表示 $p<0.1$，**表示 $p<0.05$，***表示 $p<0.01$

第四节 本 章 小 结

本章分析了医生线上线下合作行为（即提供 DMIC 服务）对其绩效和声誉的影响。通过一个在线医疗平台中推出线上线下合作服务模式这一准自然实验场景，本章应用该平台中医生的在线行为数据并构建双重差分模型验证研究假设。本章的研究结果表明，提供 DMIC 服务后，医生的绩效和声誉会得到显著的改善，并且高级职称的医生从提供 DMIC 服务中获益更少。为了进一步探索这些影响背后的作用机制，本章进一步分析了在医生采取线上线下合作策略后，他们在在线咨询过程中付出的努力程度的变化。

一个有趣的发现是，提供 DMIC 服务后，医生在在线咨询过程付出的努力程度显著减少，但是患者对其医疗服务的评分却没有下降，这表明提供 DMIC 服务显著地提高了医生在线咨询的效率。平均而言，医生在每次在线咨询的过程中回

复次数的绝对数量明显减少，并且在整个在线咨询过程中，医生回复的次数占总对话次数的比例也显著下降。这表明医生在采取线上线下合作策略后，占据医疗服务网络中的结构洞位置，通过获得信息优势和控制优势对他们的绩效以及在线咨询的过程产生正向的影响。此外，本章的研究结果显示，在提供 DMIC 服务后，患者对医生的服务态度和治疗效果的评分都显著提高，并且医生收到的感谢信数量也显著增加。这表明线上线下合作的策略对医生的在线医疗服务产生了数据协同效应和效率协同效应，有效提高了在线问诊的效率，并且对医生的自我形象管理和医患关系的改善也具有重要意义。

第五章 医疗众包服务模式及其影响研究

除在线合作行为外,在线医疗平台中的医生还可以通过参与竞争型医疗服务提升其个人竞争优势,以获得更多的患者资源。本章围绕着医生参与众包竞赛的竞争行为对医生绩效和声誉的影响进行了研究。本章将在第一节对研究假设进行阐述,在第二节中介绍研究数据、变量定义以及研究模型,在第三节汇报分析的主要结果,在第四节总结本章的主要研究内容。

第一节 研 究 假 设

一、参与众包竞赛对医生绩效的影响

本章首先考虑医生参与众包竞赛对其绩效的影响。本章将医生在在线医疗平台中的绩效定义为他们在在线医疗平台中获得的患者资源,即他们在在线医疗平台中服务的患者数量(Gravelle et al.,2019)。在期望理论的框架下,医生参与众包竞赛的第一级目标是获得众包竞赛的胜利(Lawler and Porter,1967)。因此,为了获得竞赛的胜利,医生会在竞赛过程中提供高质量答案,以增加他们在竞赛中获胜的机会(Huang et al.,2012)。这种医生和患者之间的高质量互动可以增加患者对医生医疗服务水平的信任程度,进而增加患者购买医生医疗服务的意愿,最终提升医生的绩效(Gravelle et al.,2019)。此外,信号理论也指出,医患之间高质量的交流互动过程会为患者提供更多的信息,如医生的专业技能、医生的服务态度、医生的服务水平等(Dissanayake et al.,2019;Vengberg et al.,2019)。这些信息不仅可以帮助患者评估医生的专业能力和服务水平,减轻患者对医生提供的医疗服务的感知不确定性(Khurana et al.,2019),还可以缓解医患之间的信息不对称问题,进而增加患者购买医生医疗服务的意愿和医生绩效。

此外,在在线医疗平台中,患者需要在购买医疗服务之前查找信息,以确定适合自己病情的医生(Xiang and Stanley,2017)。众包竞赛为这些患者提供了很好的信息来源。一方面,众包竞赛可以为患者提供高质量的交流互动信息,帮助患者对医生的专业能力和医疗服务水平做出判断,并做出进一步购买医疗服务的决策(Huang et al.,2012)。另一方面,每个众包竞赛都对应一个特定的健康问题(Godager,2012)。浏览某个特定众包竞赛的患者被认为对这个健康问题感兴趣。因此,患者通

过浏览众包竞赛的相关信息来降低其搜寻信息的时间成本、提高医生与患者之间的匹配效率，进而提高医生绩效。此外，医生参与众包竞赛后，即使他们最终没能在竞赛中获奖，他们的答案也会显示在竞赛答案的列表汇总中，这增加了医生与患者接触的机会，这也进一步增加了这些医生被患者选择的可能性，这被称为简单曝光效应（Reibstein，2002）。因此，基于上述推论，本章提出以下假设。

假设 5.1：参与众包竞赛会提高医生在在线医疗平台中的绩效。

二、参与众包竞赛对医生声誉的影响

在线医疗平台中医生的声誉是指患者在一段时间内对医生提供的在线医疗服务过程中展现的专业服务水平和服务质量的综合评价（Lu and Rui，2018）。医生参与众包竞赛也会对他们的声誉产生影响。根据信号理论，相比于没有参与众包竞赛的医生，参与了众包竞赛的医生会在在线医疗平台中披露更多的关于其专业能力、服务水平以及服务质量等的信息（Boudreau et al.，2011）。这种信息披露产生的优势会缓解医患之间的信息不对称现象（Dissanayake et al.，2019）。减少医患之间信息不对称现象可以提高医生和患者之间的沟通效率，增强患者对医生医疗服务能力的信任程度，进而增加医生获得患者情感认同的可能性，即提升他们对医生医疗服务的评价。

此外，众包竞赛为患者提供了关于医生医疗服务质量的高质量信息。众包竞赛减少了患者搜寻相关信息的时间成本，这个过程优化了患者在在线医疗平台中搜寻信息、判断信息有效性、根据信息选择合适的医生并进一步选择合作的医生购买其医疗服务的整个问诊流程（Huang et al.，2021），从而在体验医疗服务的过程中增加了服务价值和自我效能（Ba and Johansson，2009）。这些改进有助于建立良好的医患关系，进而提高患者满意度。此外，根据信号理论，医生参与众包竞赛可能会扩宽他们和患者的接触渠道，从而向患者传递这些医生对工作充满热情和动力的信号（Zhang et al.，2019）。这样的信号可以增加患者对医生的好感和信任，从而提高医生的声誉。因此，基于上述推论，本章提出以下假设。

假设 5.2：参与众包竞赛会提高医生在在线医疗平台中的声誉。

三、医生专业职称的调节作用

医生参与众包竞赛对其在在线医疗平台中的绩效和声誉的影响可能会因医生的不同特征而异。本章主要关注医生专业职称对主效应的调节作用。医生专业职称标志着医生的经验和资历，职称越高的医生专业知识、临床经验以及服务水平往往会越高，这些经验和资历可能导致医生在参与众包竞赛后的绩效和声誉发生变化（Xiang and Stanley，2017）。

医生职称较高（相比较于职称较低的医生）更有可能通过参与众包竞赛受益，包括他们在在线医疗平台中的绩效和声誉。这是因为在在线医疗平台中，医生和患者之间存在信息不对称的现象（Khurana et al.，2019）。医生专业职称是患者判断医生专业能力和医疗服务水平的重要指标之一，职称高的医生（相比于职称低的医生）往往能够更有效地解决患者的健康问题。因此，患者在浏览和他们健康问题相关的众包竞赛时，更倾向于相信高职称医生的专业能力，更愿意购买高职称医生提供的在线医疗服务（Guo et al.，2017），从而在更大程度上提升高职称医生的绩效。同样地，由于简单曝光效应的存在（Hasher et al.，1977），在众包竞赛中，高职称医生（相比于低职称医生而言）更有可能被患者信任，并使患者对高职称医生产生更积极的情绪，从而更多地提升他们的声誉。因此，基于以上推论，本章提出以下假设。

假设 5.3：医生专业职称会正向调节医生参与众包竞赛和其绩效之间的关系。

假设 5.4：医生专业职称会正向调节医生参与众包竞赛和其声誉之间的关系。

因此，基于以上的假设推论，图 5.1 展示了本章的研究模型。在图 5.1 的研究模型中，本章将医生服务绩效分为了医生在线咨询绩效以及医生线下预约绩效，并且采用医生的平均在线评分来度量医生声誉。

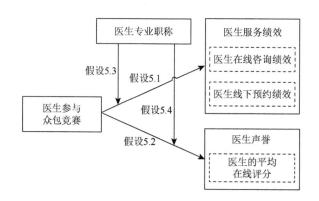

图 5.1　医生参与众包竞赛对其绩效和声誉影响的研究模型

第二节　研究数据和方法

一、研究数据

本章的研究数据来自中国最受欢迎的在线医疗平台之一。截至 2020 年 3 月，在该平台上注册的医院有 7200 多家，注册的医生有 24 万多名，该平台将线下医疗服务体系和线上医疗服务模式相结合，为患者提供医疗服务。在这个在线医疗平台中，医生可以为患者提供多种在线医疗服务。其中最流行的在线医疗服务是在线咨询，在这种医疗服务过程中，患者可以购买医生的在线咨询服务，并通过在线文本交流或者电话交流的形式向医生询问他们的健康问题。另外一种服务是线下门诊预约服务。患者可以通过在线医疗平台预约医生的线下面诊服务，并在约定的时间去医生所在的医院进行面对面诊疗。此外，该平台还为患者提供了在线反馈系统来评价医生提供的医疗服务水平和服务质量。患者可以通过该系统为医生的医疗服务评分，这些评分最终形成了医生在该在线医疗平台中的声誉。为了吸引更多的患者和提高医生参与在线医疗平台的积极性，该平台推出了众包竞赛服务功能。医生可以通过提供这种有特色的个人医疗服务来提升他们在在线医疗平台中的竞争优势。在众包竞赛中，患者可以发布健康问题并标注相应的奖金。医生可以根据自己的专长和兴趣参与不同的众包竞赛，并对特定的健康问题提供答案。患者可以在提出问题后的 72 小时内选择提供最佳答案的医生成为竞赛的获胜者，并由该医生获得竞赛的奖金。否则将由在线医疗平台中的医疗专家来选择最佳答案。在众包竞赛的健康问题发布后，平台中的其他患者可以浏览这些众包竞赛的问题和答案。

为了研究医生参与众包竞赛对医生绩效和声誉的影响，本章采用了准自然实验的方法对其中的因果关系进行验证。根据医生是否参与了众包竞赛，本章将该平台中的医生分为实验组和控制组，其中，参与了众包竞赛的医生被分到实验组，未参与过众包竞赛的医生则被分到控制组。本章收集了 2017 年 11 月 1 日至 2019 年 3 月 1 日期间该在线医疗平台中举办的众包竞赛的数据。在观测期间，本章从该平台中参与过众包竞赛的医生中随机抽取了 426 名至少参与过一次众包竞赛的医生作为实验组样本；同时也随机抽取了从未参加过众包竞赛的医生作为控制组样本。在医生个人参与行为层面，本章还收集了医生在该平台中的行为数据和个人特征相关的数据，包括医生专业职称、所在医院种类、所在医院等级、擅长的疾病种类、绩效以及其获得的平均在线评分等。此外，本章还收集了众包竞赛层面的数据，包括每一场众包竞赛的参赛人数、众包竞赛标注的奖金额度以及浏览每一场众包竞赛的患者人数等。

二、变量定义

（一）因变量

本章首先关注医生在在线医疗平台中的在线咨询服务绩效，用在单位时间 t 内患者购买医生 i 的在线咨询服务的次数（OnlineConsultation$_{i,t}$）来表示。其次，除了医生的在线咨询绩效，本章还关注医生在该平台中获得的线下预约绩效，用单位时间 t 内医生 i 获得的线下预约的数量（OfflineConsultation$_{i, t}$）来表示。这两部分的绩效共同反映了医生在在线医疗平台中获得的患者资源情况。最后，本章关注医生在在线医疗平台中的声誉，用在单位时间 t 内患者对医生服务的平均在线评分来表示医生 i 的声誉（Rating$_{i, t}$）。具体而言，患者在购买医生的医疗服务后，会根据医生在服务过程中的表现对医生进行评分（范围为 1～5 分），本章统计在单位时间 t 内医生 i 获得的患者评分的平均值，作为该医生在单位时间 t 内的声誉。

（二）自变量

本章关注的是相比于没有参与过众包竞赛的医生来说，选择参与众包竞赛的医生在参与众包竞赛后，他们在在线医疗平台中在线咨询绩效、线下预约绩效以及声誉的变化。因此，本章用 TreatGroup$_i$ 和 PostTreatment$_{i, t}$ 来表示医生是否参加过众包竞赛以及在参加众包竞赛前后的变化。其中，如果医生 i 在本章的数据收集期间，即 2017 年 11 月 1 日至 2019 年 3 月 1 日期间至少参与过一次众包竞赛，那么该医生被划分为实验组，对应的 TreatGroup$_i$ = 1，否则为控制组，TreatGroup$_i$ = 0。如果时间 t 是属于医生 i 第一次参与众包竞赛之后的某个月，那么 PostTreatment$_{i, t}$ = 1，否则，PostTreatment$_{i, t}$ = 0。

（三）控制变量

考虑到医生的个人特征可能会影响模型的估计结果，本章选择医生的一些个人特征作为控制变量。首先，患者可以通过医生在在线医疗平台中展示的自我介绍清楚了解医生的背景和经验。医生的介绍越详细，患者对医生的了解就越多，医生和患者之间的信息不对称问题就更容易得到缓解，这会进一步促进患者购买该医生的医疗服务。医生在在线医疗平台中自我介绍的文本长度（Intro$_{i, t}$）可能会影响医生绩效，因此本章将其作为模型的控制变量。其次，医生以不同的价格提供在线咨询服务，不同的患者对价格的敏感性程度不同，这可能会影响患者的购买决策。因此，本章将医生在线文本咨询的费用（PicFee$_{i, t}$）和视频咨询的费用（VideoFee$_{i, t}$）作为控制变量。最后，医生专业职称也会影响他们的绩效。医师的专业职称越高，其专业能力和服务水平越高，更容易吸引患者购买其医疗服务。因此，本章将医生专业职称（ProfessionalTitle$_{i, t}$）也作为模型的控制变量。此外，医生之前的在线问诊总次数（OnlineConsultation$_{i, t-1}$）、之前线下预约的总次数（OfflineConsultation$_{i, t-1}$）、之前的平均在线评分（PriorRating$_{i, t-1}$）和医生之前获得粉丝数量（Follower$_{i,t-1}$）可能会成为影响患者购买决策的因素，进而影响医生在在线医疗平台中的绩效和声誉。变量定义及描述性统计结果见表 5.1。

表 5.1　变量定义及描述性统计结果

变量名称	定义	均值	标准差	最小值	最大值
TreatGroup$_i$	虚拟变量，表示医生是否在实验组，当医生在实验组时，该变量的值为1	0.562	0.496	0	1
PostTreatment$_{i,t}$	虚拟变量，当时间 t 位于医生参与众包竞赛之后，该变量的值为1，否则为0	0.500	0.500	0	1
OnlineConsultation$_{i,t}$	医生 i 在第 t 个月获得的在线咨询绩效	1.872	11.503	0	692
OfflineConsultation$_{i,t}$	医生 i 在第 t 个月获得的线下预约绩效	9.027	60.163	0	3 445
Rating$_{i,t}$	医生 i 在第 t 个月获得的平均在线评分	5.041	4.788	0	10
Intro$_{i,t}$	医生 i 在第 t 个月的自我介绍的文本长度	49.765	24.393	4	83
PicFee$_{i,t}$	医生 i 在第 t 个月的在线文本咨询费用	25.534	50.986	0	3 000
VideoFee$_{i,t}$	医生 i 在第 t 个月的在线视频咨询的费用	155.350	92.833	0	2 000
ProfessionalTitle$_i$	医生专业职称，按照职称高低分为高低两组，当医生的职称为高职称医生时，该变量的值为1，否则为0	2.788	0.913	1	4
OnlineConsultation$_{i,t-1}$	医生 i 在第 $t-1$ 个月获得的在线问诊总次数	1.914	11.747	0	692
OfflinConsultation$_{i,t-1}$	医生 i 在第 $t-1$ 个月获得的线下预约总次数	9.271	61.983	0	3 445
PriorRating$_{i,t-1}$	医生 i 在第 $t-1$ 个月获得的平均在线评分	4.993	4.788	0	10
Follower$_{i,t-1}$	医生 i 在第 $t-1$ 个月获得的粉丝数量	2.409	259.680	0	10 258

三、研究模型

由于实验组和控制组医生的初始条件不完全相同，故存在"选择偏差"。这是因为相比于在实验期未参与过众包竞赛的医生来说，选择参与众包竞赛的医生可能本来就在在线医疗平台中具有更高的活跃性。因此，即使在线医疗平台没有引入众包竞赛的功能，实验组的医生也会努力去参与更多的平台活动，如为患者提供在线咨询服务和线下预约服务，并且这样的医生往往也更容易获得患者的好评。为了减少实验组和控制组医生存在的潜在差异，本章根据医生层面的可观测变量，使用倾向得分匹配的方法去识别控制组中与实验组医生特征最为相似的医生。首先，本章采用 Logit 回归，将影响医生是否参加众包竞赛的因素（包括功能上线之前医生的在线咨询总数量、医生之前的线下预约总数量、之前平均在线评分、自我介绍的文本长度、在线文本咨询费用、视频咨询费用、医生职称以及之前获得的粉丝总数量等）通过倾向得分匹配法计算得出倾向得分。其次，基于倾向得分匹配法计算得到的倾向得分，本章用 1∶1 无放回的卡尺为 0.001 的最近邻匹配方法对控制组和实验组的医生进行匹配，匹配结果在表 5.2 中展示。

表 5.2　匹配前后实验组和控制组的变量描述性统计

变量		均值		t 检验	
		实验组	控制组	t 值	p 值
OnlineConsultation$_{i,t}$	U	22.075	10.085	1.960	0.051
	M	15.388	12.600	0.647	0.518
OfflineConsultation$_{i,t}$	U	895.420	197.880	7.920	0.000
	M	321.339	334.785	−0.174	0.862
Rating$_{i,t}$	U	7.187	1.338	27.630	0.000
	M	4.972	5.058	−0.086	0.808
Intro$_{i,t}$	U	56.477	43.471	8.320	0.000
	M	54.127	55.830	−0.720	0.470
PicFee$_{i,t}$	U	39.712	11.636	16.840	0.000
	M	39.419	37.827	0.270	0.988
VideoFee$_{i,t}$	U	137.250	171.130	−6.910	0.000
	M	140.767	138.937	0.196	0.845
ProfessionalTitle$_i$	U	2.778	2.841	−1.040	0.299
	M	2.788	2.788	0.000	1.000
Follower$_{i,t-1}$	U	311.390	53.304	10.650	0.000
	M	91.385	93.585	−0.091	0.928

注：U 表示匹配前，M 表示匹配后

表 5.2 中 t 检验的结果证实了匹配后两组样本的均值是相似的，即匹配后实验组和控制组的医生在这些可观测变量上不存在显著差异。匹配后，包含实验组的医生和控制组的医生共 660 人，其中实验组和控制组各 330 人。本章用匹配后的实验组和控制组样本进行双重差分模型分析。对于医生 i 在第 t 个月的估计模型如式（5.1）所示：

$$y_{i,t} = \alpha + \beta_0 \text{TreatGroup}_i + \beta_1 \text{PostTreatment}_{i,t} + \beta_2 \text{PostTreatment}_{i,t}$$
$$\times \text{TreatGroup}_i + \gamma Z_{i,t} + \nu_t + \lambda_i + \varepsilon_{i,t} \quad (5.1)$$

其中，$y_{i,t}$ 分别表示 OnlineConsultation$_{i,t}$、OfflineConsultation$_{i,t}$ 和 Rating$_{i,t}$。为了便于解释，本章将本章模型中的结果变量取自然对数。α 表示常数项系数。如果医生 i 在数据收集期间参加过至少一次众包竞赛，那么 TreatGroup$_i$ 为 1，否则 TreatGroup$_i$ 为 0；β_0 表示其待估系数；PostTreatment$_{i,t}$ 是一个虚拟变量，表示如果 t 是在医生第一次参加众包竞赛之后的时间段，那么 PostTreatment$_t$ 为 1，否则 PostTreatment$_{i,t}$ 为 0，β_1 表示其待估系数；交互项 PostTreatment$_{i,t}$×TreatGroup$_i$ 的系数 β_2 估计了医生在参与众包竞赛之后，实验组医生在线医疗平台中的绩效和声誉相对控制组医生的变化情况；$Z_{i,t}$ 表示可能会对结果产生影响的控制变量；ν_t 表示时间效应；λ_i 表示医生的个体固定效应；$\varepsilon_{i,t}$ 表示模型的误差项 γ 表示控制变量的估计系数。为了保证估计的稳健性，本章采用了聚类稳健标准误的固定效应模型估计。

第三节　结果与分析

一、主效应分析

本章运用通过倾向得分匹配得到的样本对双重差分模型的系数进行估计。本章主要关注医生在第一次参与众包竞赛后，对他们在在线医疗平台中绩效（包括在线咨询绩效和线下预约绩效）以及声誉的影响。表 5.3 展示了匹配后样本用双重差分模型的回归结果。

表 5.3　参与众包竞赛对医生绩效和声誉的影响

变量	（1）OnlineConsultation$_{i,t}$	（2）OfflineConsultation$_{i,t}$	（3）Rating$_{i,t}$
PostTreatment$_t$	−0.032* （0.019）	−0.002 （0.018）	−0.054 （0.064）
PostTreatment$_t$×TreatGroup$_i$	0.108*** （0.022）	0.048** （0.021）	0.964*** （0.076）
常数项	−0.158*** （0.049）	0.509*** （0.047）	4.028 （0.168）
控制变量	Yes	Yes	Yes
医生固定效应	Yes	Yes	Yes
月份固定效应	Yes	Yes	Yes

变量	（1）	（2）	（3）
	$OnlineConsultation_{i,t}$	$OfflineConsultation_{i,t}$	$Rating_{i,t}$
医生数量	662	662	662
样本数量	10 592	10 592	10 592

注：括号中表示稳健标准误，Yes 表示模型中加入了该变量

*表示 $p<0.1$，**表示 $p<0.05$，***表示 $p<0.01$

表 5.3 中第（1）列和第（2）列中交互项 $PostTreatment_{i,t} \times TreatGroup_i$ 的系数均为正向显著。由此，可以得出结论：在线医疗平台中医生参与众包竞赛会显著提高医生的在线咨询绩效和线下预约绩效。具体来说，医生参与众包竞赛后，他们的在线咨询绩效会显著提高 10.8%，而他们的线下预约数量会显著提高 4.8%，分析的结果支持假设 5.1。此外，第（3）列中交互项 $PostTreatment_{i,t} \times TreatGroup_i$ 的系数也为正向显著，这表明医生参与众包竞赛也会显著提升其声誉，具体而言，在参与众包竞赛后，医生的声誉会显著提升 96.4%。分析结果支持假设 5.2。

二、调节效应分析

本章从医生的个人特征和医生参与众包竞赛的策略两种类型的特征出发分析参与众包竞赛对医生的异质性影响，并探讨其内在机制。本章对式（5.1）进行了改善，并用式（5.2）估计不同特征对主效应的调节作用，在式（5.2）中，$X_{i,t}$ 表示对主效应有调节作用的医生特征，其余变量和式（5.1）中的概念相同。

$$y_{i,t} = \alpha + \beta_1 TreatGroup_i + \beta_2 PostTreatment_{i,t} \times TreatGroup_i$$
$$+ \beta_3 (PostTreatment_{i,t} \times X_{i,t}) + \beta_4 (PostTreatment_{i,t} \times TreatGroup_i \times X_{i,t}) \quad (5.2)$$
$$+ \gamma Z_{i,t} + v_t + \lambda_i + \varepsilon_{i,t}$$

在估计医生参与众包竞赛对医生绩效和声誉的影响效应后，本章关注医生专业职称的高低对主效应的调节作用。在中国，医生的职称由低到高可以分为四类，包括住院医师、主治医师、副主任医师以及主任医师。本章根据医生专业职称等级的高低将医生分为两大类，专业职称为住院医师和主治医师的医生被分到低职称组，而专业职称为副主任医师和主任医师的医生则被分到高职称组（Huang et al.，2021）。本章用虚拟变量 $ProfessionalHigh_i$ 表示医生所属的类别，具体而言，当医生属于高职称组时，$ProfessionalHigh_i$ 的值为 1，否则为 0。

本章采用高职称组的医生作为基准组，模型的估计结果展示在表 5.4 中。从

表 5.4 的第（1）列和第（3）列交互项 PostTreatment$_{i,t}$×TreatGroup$_i$×ProfessionalHigh$_i$ 的系数可以看出，该系数均为正向显著，这在一定程度上支持了本章的假设 5.3 和假设 5.4，而表 5.4 中第（2）列中交互项的系数不显著，这表明医生专业职称的高低对医生参与众包竞赛与医生线下预约数量之间的关系没有调节作用。一个可能的解释是，专业职称较高的医生（相比于专业职称较低的医生而言）往往拥有更多的线下患者资源，而医生的时间精力有限。因此，专业职称较高的医生没有足够的动力将通过众包竞赛的线上患者资源转化为他们的线下患者资源，进而使其线下预约绩效获得更大的提升。

表 5.4　医生专业职称的调节作用分析

变量	（1） OnlineConsultation$_{i,t}$	（2） OfflineConsultation$_{i,t}$	（3） Rating$_{i,t}$
PostTreatment$_{i,t}$	−0.032 （0.025）	−0.036 （0.018）	−0.024 （0.087）
PostTreatment$_{i,t}$×TreatGroup$_i$	0.044 （0.034）	0.052 （0.032）	0.629*** （0.116）
PostTreatment$_{i,t}$×ProfessionalHigh$_i$	−0.001 （0.031）	0.062** （0.030）	−0.059 （0.107）
PostTreatment$_{i,t}$×TreatGroup$_i$ ×ProfessionalHigh$_i$	0.108*** （0.044）	−0.012 （0.042）	0.570*** （0.152）
常数项	−0.153*** （0.049）	0.514*** （0.047）	4.050*** （0.168）
控制变量	Yes	Yes	Yes
医生固定效应	Yes	Yes	Yes
月份固定效应	Yes	Yes	Yes
医生数量	660	660	660
样本数量	10 560	10 560	10 560

注：括号中表示稳健标准误，Yes 表示模型中加入了该变量
表示 $p<0.05$，*表示 $p<0.01$

三、不同参与策略的异质性效应

（一）医生参与众包竞赛的强度

医生参与众包竞赛的强度是指医生在一定时间内参与众包竞赛的次数。本章将讨论医生参与众包竞赛的强度对医生参与众包竞赛和其绩效以及声誉之间关系的调节作用。在本章的研究背景下，根据简单曝光效应，医生参与众包竞

赛强度高的医生有更多的机会接触到患者。根据信号传递的概念，参与众包竞赛强度高的医生意味着患者有更多的机会可以看到他们为特定健康问题提供的答案，这将为患者提供更多关于医生医疗服务水平和专业能力的信息（Khurana et al.，2019）。这些信息将进一步缓解患者和医生之间的信息不对称问题，进而增加患者购买医生医疗服务的意愿，提高医生和患者之间的匹配效率，最终提升医生的绩效。

此外，根据简单曝光效应（Hasher et al.，1977），某种产品或者服务在消费者面前的重复暴露会增加消费者对产品或服务的好感，并增加它们被消费者选择的可能性。因此，在本章的研究背景下，医生参与众包竞赛的次数越多，就越有可能被患者选择，从而提升他们的绩效。进一步地，医生参与众包竞赛的强度越高，他们接触患者的机会就越多。重复多次地出现在患者面前将使患者认为该医生有更积极的工作热情和服务态度，增加患者对他们的好感，从而提升患者对医生医疗服务的满意度。

本章深入分析了医生参与众包竞赛的强度对前述主效应的异质性影响。本章使用在第 t 个月内医生参与众包竞赛的次数来表示其参与众包竞赛的强度（$PIntensity_{i,t}$）。为了衡量医生参与众包竞赛对其绩效和声誉的异质性影响，本章将自变量与其的交互项加入到模型中，并重复式（5.2）来估计交互项的系数。估计的结果展示在表 5.5 中。

表 5.5　参与众包竞赛强度的调节作用分析

变量	（1）	（2）	（3）
	$OnlineConsultation_{i,t}$	$OfflineConsultation_{i,t}$	$Rating_{i,t}$
$PostTreatment_{i,t}$	0.033 （0.040）	0.029 （0.028）	0.552*** （0.181）
$PostTreatment_{i,t} \times TreatGroup_i \times$ $PIntensity_{i,t}$	0.007*** （0.001）	−0.000 （0.000）	0.018*** （0.005）
常数项	−0.016 （0.160）	0.525*** （0.083）	4.584*** （0.673）
控制变量	Yes	Yes	Yes
医生固定效应	Yes	Yes	Yes
月份固定效应	Yes	Yes	Yes
医生数量	330	330	330
样本数量	4950	4950	4950

注：括号中表示稳健标准误，Yes 表示模型中加入了该变量

***表示 $p < 0.01$

表 5.5 中第（1）列和第（3）列中交互项的系数均为正向显著，然而，表 5.5 中第（2）列中交互项的系数不显著，这表明医生参与众包竞赛的强度对医生线下预约绩效的影响没有调节作用。一个可能的解释是，随着医生参与众包竞赛次数的增加，那么更多的患者可能通过众包竞赛解决了自身的健康问题，因此需要通过线下面诊解决健康问题的患者数量减少，进而导致医生参与众包竞赛的强度对医生的线下预约绩效没有显著的调节作用。

（二）医生在众包竞赛中获胜的次数

在众包竞赛中，参与者的首要目标是赢得竞赛并获得竞赛的奖金（Jian et al.，2018，Chen et al.，2020）。参与过众包竞赛的医生根据他们是否在竞赛中获胜可以分为两类：赢得过众包竞赛的医生和未赢过众包竞赛的医生。参与众包竞赛对医生绩效和声誉的影响因医生的特征不同而存在显著差异。赢得众包竞赛的医生往往被认为比没有赢得过众包竞赛的医生具有更高的专业能力和服务水平，更有可能为患者提供高质量的医疗服务（Kelley et al.，2011）。这些信息为患者判断医生的医疗服务水平和服务质量提供了更可靠的信息，并且这些信息也在更大程度上缓解了医生和患者之间的信息不对称问题，降低了患者在购买医疗服务前搜寻相关信息的时间成本。因此，赢得众包竞赛的医生更有可能吸引患者的注意，并被患者选择购买其医疗服务，进而能够在更大程度上提高医生和患者的匹配效率，并最终在更大程度上提高其绩效。

此外，从医生与患者接触的角度来看，在众包竞赛中获胜的医生更容易引起患者的注意。当医生赢得一场众包竞赛后，该医生提供的答案往往会被平台或竞赛举办方特殊标注出来，如用一个清晰的标志表明该医生赢得了该场众包竞赛。这种特殊的标识增加了医生被患者发现的机会，进而增加了与患者接触的机会。根据简单曝光效应，医生与患者接触的机会越多，在患者面前暴露的机会就越多，进而更可能获得患者的好感，并进一步提升该医生的声誉（Hasher et al.，1977）。

根据期望理论，医生在众包竞赛中获胜可能会影响其对参加众包竞赛的第二级目标的期望。医生在参与众包竞赛时，获得竞赛胜利即达到其参与竞赛的第一级目标，在第一级目标实现的基础上，医生会期望能够从竞赛中获得更多额外的收益。因此，本章探讨医生在众包竞赛中获胜的次数对主效应的调节作用。本章将医生 i 在第 t 个月中在众包竞赛中获胜的次数（$Winning_{i,t}$）表示为调节变量。将该调节变量与自变量的交互项代入到式（5.2）中，重新估计式（5.2）中交互项的系数，估计结果展示在表 5.6 中。

表 5.6　医生在众包竞赛中获胜的次数的调节作用

变量	(1)	(2)	(3)
	$OnlineConsultation_{i,t}$	$OfflineConsultation_{i,t}$	$Rating_{i,t}$
$PostTreatment_{i,t}$	−0.032* (0.019)	−0.002 (0.018)	−0.055 (0.064)
$PostTreatment_{i,t} \times TreatGroup_i \times Winning_{i,t}$	0.035*** (0.003)	−0.001 (0.003)	0.089*** (0.011)
常数项	−0.126*** (0.049)	0.508*** (0.047)	4.110*** (0.168)
控制变量	Yes	Yes	Yes
医生固定效应	Yes	Yes	Yes
月份固定效应	Yes	Yes	Yes
医生数量	660	660	660
样本数量	10 560	10 560	10 560

注：括号中表示稳健标准误，Yes 表示模型中加入了该变量

*表示 $p<0.1$，***表示 $p<0.01$

　　表 5.6 中第（1）列和第（3）列中交互项的系数显示，医生在众包竞赛中获胜的次数对主效应有显著的正向调节作用。值得注意的是，表 5.6 中第（2）列中交互项的系数并不显著，这表示医生在众包竞赛中的获胜次数对医生的线下预约绩效没有显著的调节作用。一个可能的解释是，患者选择众包竞赛是为了找到能解决他们健康问题的合适的医生，而医生获得了众包竞赛的胜利，则表示医生解决了该健康问题，这使患者不再需要预约医生的线下面诊进行诊疗。因此，医生在众包竞赛中获胜的次数对其线下预约绩效的影响没有调节作用。

四、稳健性分析

（一）不同的样本识别策略

　　为了验证分析结果不依赖于倾向得分匹配后得到的样本，本章使用了另外不同的匹配策略，包括：①1：2 倾向得分匹配；②1：4 倾向得分匹配；③非参数广义精确匹配。通过这三种匹配策略来得到不同的实验组和控制组样本。将三种匹配方法得到的样本分别用双重差分模型估计交互项 $PostTreatment_{i,t} \times TreatGroup_i$ 的系数。估计结果展示在表 5.7 中。

表 5.7 不同样本匹配策略下双重差分模型估计结果

变量	PostTreatment$_{i,t}$×TreatGroup$_i$ 的系数估计结果		
	（1）	（2）	（3）
	1：2 倾向得分匹配	1：4 倾向得分匹配	非参数广义精确匹配
OnlineConsultation$_{i,t}$	0.116*** （0.018）	0.138*** （0.015）	0.137*** （0.026）
OfflineConsultation$_{i,t}$	0.080*** （0.019）	0.068*** （0.017）	0.160*** （0.022）
Rating$_{i,t}$	1.071*** （0.060）	1.014*** （0.050）	1.041*** （0.109）
控制变量	Yes	Yes	Yes
医生固定效应	Yes	Yes	Yes
月份固定效应	Yes	Yes	Yes
医生数量	974	1 600	400
样本数量	15 584	25 600	6 400

注：括号中表示稳健标准误，Yes 表示模型中加入了该变量

***表示 $p<0.01$

表 5.7 的结果显示，三个样本分析得到的结果和主分析的分析结果相同，即医生在参与众包竞赛后，会显著提高他们的在线咨询绩效、线下预约绩效以及声誉。这表明主分析的结果具有稳健性。

（二）相对时间模型

如果一些未观测到的随时间变化的因素显著影响参与众包竞赛的医生的在线参与行为，从而使实验组的医生和控制组的医生的参与行为在参与众包竞赛之前就存在显著差异，那么表示医生绩效和声誉提高的原因并不是由参与众包竞赛引起的。这表示使用双重差分模型估计的参与众包竞赛对医生绩效和声誉的因果效应的平行趋势假定无法得到满足。在本章的研究背景下，一些未被观测到的因素可能会影响医生在参与众包竞赛之前的行为，这可能会使得医生绩效和声誉的变化随着时间的推移而改变，从而导致主效应分析中对医生参与众包竞赛的因果效应的估计存在偏差。因此，本章基于因果推断建立相对时间模型 [如式（5.3）]，以检验医生参与众包竞赛前在在线医疗平台中的其他参与行为是否存在显著差异。

$$y_{i,t} = \beta \text{TreatGroup}_i \times T_{(n,i,t)} + \lambda_i + \nu_t + \varepsilon_{i,t} \tag{5.3}$$

其中，$y_{i,t}$ 表示医生 i 在第 t 个月的在线咨询绩效（OnlineConsultation$_{i,t}$）、线下预

约绩效（OfflineConsultation$_{i,t}$）以及医生获得平均在线评分（Rating$_{i,t}$）；λ_i 表示医生个体固定效应；v_t 表示时间固定效应；$\varepsilon_{i,t}$ 表示随机误差项；$T_{(n,i,t)}$ 表示一系列虚拟变量，是和医生第一次参与众包竞赛的时间距离，比如，如果 t 在医生第一次参与众包竞赛的前 1 个月，则 $T_{(n,i,t)}$ 表示为 $T-1$。这里 n 的取值范围为 $-6\sim5$，代表医生第一次参与众包竞赛的前 6 个月至后 5 个月的时间段。模型估计的结果展示在表 5.8 中。

表 5.8　相对时间模型估计结果

变量	(1)	(2)	(3)
	OnlineConsultation$_{i,t}$	OfflineConsultation$_{i,t}$	Rating$_{i,t}$
$T-6$	0.029 (0.033)	0.003 (0.031)	0.020 (0.103)
$T-5$	0.050 (0.032)	−0.019 (0.032)	0.017 (0.110)
$T-4$	0.122 (0.380)	−0.010 (0.029)	0.141 (0.148)
$T-3$	0.154 (0.416)	0.059 (0.032)	0.278 (0.177)
$T-2$	0.416 (0.511)	0.056 (0.035)	0.362 (0.196)
$T+0$	0.311*** (0.052)	0.056 (0.036)	0.601** (0.205)
$T+1$	0.260*** (0.022)	0.086* (0.041)	0.906*** (0.244)
$T+2$	0.219*** (0.051)	0.090* (0.043)	1.271*** (0.263)
$T+3$	0.235*** (0.051)	0.091* (0.048)	1.399*** (0.280)
$T+4$	0.253*** (0.053)	0.071 (0.053)	1.411*** (0.286)
$T+5$	0.228*** (0.054)	0.115* (0.051)	1.639*** (0.294)
控制变量	Yes	Yes	Yes
医生固定效应	Yes	Yes	Yes
月份固定效应	Yes	Yes	Yes
医生数量	660	660	660
样本数量	10 560	10 560	10 560

注：括号中表示稳健标准误，Yes 表示模型中加入了该变量

*表示 $p<0.1$，**表示 $p<0.05$，***表示 $p<0.01$

从表 5.8 中交互项的系数可以看出，医生第一次参与众包竞赛的前 6 个月，实验组和控制组医生的在线咨询绩效、线下预约绩效以及声誉均没有显著差异。在医生第一次参与众包竞赛之后的 5 个月，相比于控制组的医生，实验组医生的在线咨询绩效、线下预约绩效以及声誉均有显著提升。这表明主效应的分析过程符合应用双重差分模型估计因果效应的平行趋势假定。

（三）证伪检验

为了验证主效应确实是由于参与众包竞赛引起的，本章在对"i 医生是否参与众包竞赛"进行随机设置后，重新估计了模型，并重复了 1000 次。随机样本的双重差分模型估计结果显示系数不显著则表示结果是稳健的。

从表 5.9 的结果可以看出，当对数据进行随机排列后，医生参与众包竞赛不再影响其绩效和声誉。这验证了结果的稳健性。

表 5.9　证伪检验的估计结果

变量	$PostTreatment_{i,t} \times TreatGroup_i$ 的系数估计结果
$OnlineConsultation_{i,t}$	0.006 （0.040）
$OfflineConsultation_{i,t}$	0.026 （0.038）
$Rating_{i,t}$	0.277 （0.220）
控制变量	Yes
医生固定效应	Yes
月份固定效应	Yes
医生数量	660
样本数量	10 560

注：括号中表示稳健标准误，Yes 表示模型中加入了该变量

第四节　本　章　小　结

随着在线医疗平台中功能的日益多样化，众包竞赛已经成为医生吸引患者资源、提升声誉的重要途径。本章首先探讨了医生参与众包竞赛对其绩效和声誉的影响。研究结果发现，首先，医生在参与众包竞赛后，他们的线上咨询绩效、线下预约绩效以及声誉都会显著提升。其次，考虑到不同特征的医生参与众包竞赛

后可能会对其绩效和声誉产生不同的影响，本章还进一步分析了医生专业职称的高低对上述正向效应的调节作用。研究结果表明，医生专业职称越高，医生参与众包竞赛获得的在线咨询绩效以及声誉提升的程度就越高。最后，考虑到医生的时间精力有限，参与众包竞赛并获得竞赛奖金会占用医生大量的时间和精力，这可能会导致医生没有足够的时间和精力投入到其在线医疗服务过程中，进而对其绩效和声誉产生负面影响。因此，本章还深入分析了医生参与众包竞赛的强度和在竞赛中获胜的次数的异质性影响。研究发现，随着医生参与众包竞赛的强度和赢得竞赛次数的增加，医生的在线咨询绩效和声誉也将随之增加。但是医生参与众包竞赛的强度和赢得竞赛的次数对医生的线下预约绩效却没有显著的调节作用。

第六章　私人医生服务模式及其影响研究

私人医生属于是捆绑服务的一种，与以往一次性的图文和电话咨询不同的是，患者与某位医生完成私人医生签约后，除了日常可以和医生进行图文和电话交流外，紧急时刻还能够直接拨打医生的私人电话，从而实现对患者长期的疾病管理。围绕着私人医生服务模式，本章首先分析了新增私人医生服务对医生咨询量的影响（本章使用咨询量来表征医生绩效），将咨询服务分为图文咨询、电话咨询和线上总体咨询量；其次，分析了新增私人医生服务对医生声誉的影响；最后，分析了医生个人特征对私人医生服务的调节作用。

第一节　研 究 假 设

一、私人医生服务对医生绩效及声誉的影响

捆绑销售在其他营销领域已经是很成熟的策略，而在线医疗平台则是第一次尝试这种营销模式。本章从服务提供商的角度出发，探究新增私人医生这一捆绑服务模式会对医生的咨询量和声誉产生怎样的影响。本章假设医生推出私人医生服务后，会增加其独立的图文和电话咨询服务的咨询量，并提高声誉。根据以上的分析，建立新增私人医生服务模式对医生的绩效及声誉影响的假设。

（一）对医生咨询量的影响

当平台推出私人医生服务后，对患者的健康咨询服务需求产生了刺激，吸引了患者参与在线医疗平台。在信息搜索阶段，患者在在线医疗平台上搜索医生的相关信息，包括医生的职称、医生提供的服务种类、以往的咨询记录等。

在可选商品评估阶段，根据信号理论（Spence，1973），医生和患者之间存在典型的信息不对称问题。医生比患者拥有更多的健康知识，而患者对他们的疾病和治疗方案知之甚少。同时，患者不了解医生的实际服务质量，也无法选择出最优的医生。然而，私人医生服务的推出为患者提供了更多观察医生行为的机会。患者可以通过医生的个人努力和其他患者的治疗经验深入了解医生的服务质量。这可以有效地减少在线医疗平台中的信息不对称问题。此外，推出私人医生服务

是一个有效的信号，这意味着医生希望花费更多的精力用于线上咨询，为患者提供更好的健康服务。此外，这也代表了医生对他/她能够提供高质量医疗服务能力的信心。因此，当医生推出私人医生服务后，他们提供给患者的信息更多，在评估阶段，他们在平台上拥有了更大的竞争力，使得患者选择他们的可能性更高。

因此，在购买决策阶段，更多的患者选择了开通了私人医生服务的医生，购买他们的咨询服务，因此医生可以拥有更多的图文和电话咨询。于是本章提出以下假设。

假设 6.1（a）：医生开通私人医生服务后会增加其图文咨询量。

假设 6.1（b）：医生开通私人医生服务后会增加其电话咨询量。

（二）对医生声誉的影响

首先，本章使用患者向医生赠送礼物和感谢信的行为衡量患者购买后行为。在购买后行为阶段，患者将使用服务后的感受与购前期望进行比较，医生推出私人医生服务使得患者掌握了更多的信息形成更接近医生真实服务水平的购前期望，因此，患者使用后的感受与购前期望更为接近，患者对医生提供的服务的满意度更高，赠送了更多的感谢信和礼物，从而提升了医生声誉。

其次，现有研究发现，当医生在平台上越努力，其声誉也会更高，而医生在平台上所开通的服务数是衡量努力程度的指标之一（Liu et al.，2014）。医生推出私人医生服务后，提供的线上服务变得更加多样化，可以满足更多患者的不同需求。患者可以根据自身偏好选择合适的服务。此外，选择私人医生服务的患者可能是对于轻微症状反应过度的"焦虑不安"的患者（Wagner and Curran，1984），这些患者可能重视可以通过服务快速联系其医生的能力，以确保他们的病情没有恶化。在这种情况下，新推出的私人医生服务使患者可以随时与医生进行交流，紧急情况时还可以直拨医生电话，提高患者对于服务的满意度，从而提高医生的声誉。

最后，从社会关系的角度来看，社会关系是一个动态变化的过程，会随着不断的沟通交流而增强。相比于弱关系，强关系是一种需要付出更多时间才能建立的关系。当医生和患者的关系由弱变强后，医生可以获得更多的经济和社会回报（Guo et al.，2018）。在本章中，在医生推出私人医生服务之前，患者通过图文或者电话与医生建立联系，这种短期、一次性的关系相对较弱，而当医生推出私人医生服务后，患者可聘请医生作为他的私人医生，随时与医生交流沟通病情，对于医生而言，这项服务意味着需要付出更多的时间和精力，这种长期、稳定的关系相对较强。患者和医生通过私人医生服务维持着一个长期且较为稳定的医疗服务提供和接受者的关系，医生可以随时追踪患者的治疗发展情况，对患者目前的健康状态有更全面的了解和认知，如此，由于持续的交流反馈，医生对于患者病情的诊断也会由于熟悉而变得更高效和精准，医生建议的治疗方案也更符合患者的健康状态，从而提高了医疗服务质量，进而提高了患者的满意度，最终提升了医生的声誉。因此，相对于没有提供该服务的医生而言，医生开通私人医生服务有助于与患者建立强关系，提高患者对医生的信任程度，从而能提高医生的声誉。因此，本章提出如下假设。

假设 6.2：医生开通私人医生服务后，其在平台的声誉得到提高。

二、医生的个人特征对私人医生服务的调节作用

在主效应研究的基础上，本章研究了疾病类型、医生累计开通私人医生服务时间、医生加入平台总时间以及私人医生服务销量对私人医生服务的调节作用，结合 SOR 模型和消费者购买决策五阶段模型建立调节效应研究假设。

（一）疾病类型的调节作用

由于慢性病形成时间长，需要患者长期治疗和健康管理，因此，慢性病和非慢性病的患者在健康服务需求方面可能会存在一些差异。

在方案评估阶段，慢性病患者和非慢性病患者通过在线医疗平台搜索信息，评估医生的职称、所在医院的等级、以往的问诊经验、已开通的服务种类等因素，以寻求合适的医生。在评估开通的服务种类时，慢性病患者和非慢性病患者表现出了不同的偏好，慢性病患者由于治疗周期长，更加注重医生是否能够提供长期的、有效的健康服务和治疗建议。因此，当治疗慢性病的医生开通私人医生服务后，慢性疾病的患者会认为该医生更愿意提供长期的健康服务，能力更强，使得医生在平台上更具有市场竞争力，而非慢性病的患者则可能认为治疗非慢性疾病医生开通私人医生服务这类长期的健康咨询服务是非必要的评估因素。因此，在购买决策阶段，相比于非慢性疾病医生，慢性疾病医生开通私人医生服务后，会吸引更多的患者，产生更多的图文和电话咨询量。在购买后行为阶段，相比于非慢性病患者，私人医生服务更契合慢性病患者的需求，会让慢性病患者对服务的满意度更高，从而推出私人医生服务的慢性病医生的声誉也更高。综上，本章提出假设。

假设 6.3（a）：私人医生服务的推出对慢性疾病医生的图文咨询量的增加作用更大。

假设 6.3（b）：私人医生服务的推出对慢性疾病医生的电话咨询量的增加作用更大。

假设 6.3（c）：私人医生服务的推出对慢性疾病医生声誉提升作用更大。

（二）累计开通时间的调节作用

私人医生服务的效应除了可能随着疾病类型而不同，还可能会随服务推出时间的增加而发生变化。在购买后行为阶段，随着医生推出私人医生服务的时间不断增加，平台上越来越多的医生也开通了此项服务，医生在平台上的相对竞争力减少，开通私人医生服务对患者的吸引力减小，对其决策的影响也随之减小。因此，私人医生服务对于医生增加咨询量的影响也逐渐减少。另外，随着开通时间的增加，医生和患者都对私人医生服务有了更深的了解，医生更加懂得怎样利用私人医生服务为患者提供更好的健康咨询服务，因此，提高了在线服务的服务质量，从而不断提高自己的声誉。综上，本章提出如下假设。

假设 6.4（a）：私人医生服务对医生图文咨询量的增加作用随着开通时间增加而减少。

假设 6.4（b）：私人医生服务对医生电话咨询量的增加作用随着开通时间增加而减少。

假设 6.4（c）：私人医生服务对医生声誉的提升作用随着开通时间增加而增加。

（三）医生加入平台总时间的调节作用

私人医生服务的推出可能会对加入平台不同时间的医生产生不同的影响。由于加入平台总时间长的医生已经在平台上有了一定的患者和声誉的积累，平台上的品牌形象树立得更好。当患者进行可选商品评估时，加入平台时间长的医生推出私人医生服务比加入平台时间短的医生推出私人医生服务更容易得到患者的信赖，因此，在购买决策阶段，患者会更加倾向选择加入平台时间长的医生，从而加入平台时间长的医生的图文和电话咨询量增加得更多。此外，加入平台时间长的医生在平台的机制和健康咨询服务的使用等方面更有经验，因此，更懂得如何为患者提供更好的健康咨询服务，达到更好的治疗效果，提高患者的满意度，从而使患者在购买后行为阶段赠送更多的礼物和感谢信，医生的声誉更高。综上，本章提出如下假设。

假设 6.5（a）：私人医生服务的推出对加入平台时间长的医生的图文咨询量增加作用更大。

假设 6.5（b）：私人医生服务的推出对加入平台时间长的医生的电话咨询量增加作用更大。

假设 6.5（c）：私人医生服务的推出对加入平台时间长的医生的声誉提升作用更大。

（四）私人医生服务销量的调节作用

当医生推出私人医生服务后，不同医生的私人医生服务的销量不同，而销量可能也会对私人医生服务的效应产生调节作用。在可选商品评估阶段，当患者看到医生的私人医生服务销量更高时，这表示有更多的患者信赖医生的服务水平，愿意与之建立长期的健康服务的提供者–接受者的关系，这也是医生服务质量更高的一个信号，因此，患者在购买决策阶段，更倾向于选择私人医生服务销量高的医生，从而使得这些医生的图文和电话咨询量增加得更多。同时，当有更多的患者选择购买医生的私人医生服务时，医生会随时跟踪他们的病情，为他们提供更加精准的治疗建议，会收获更多患者的称赞和认可，更多的患者在购买后行为阶段向医生赠送礼物和感谢信，因此，私人医生服务销量高的医生的声誉提升得更多。综上，我们提出如下假设。

假设 6.6（a）：私人医生服务的推出对私人医生服务销量高的医生的图文咨询量增加作用更大。

假设 6.6（b）：私人医生服务的推出对私人医生服务销量高的医生的电话咨询量增加作用更大。

假设 6.6（c）：私人医生服务的推出对私人医生服务销量高的医生的声誉提升作用更大。

因此，基于以上的假设推论，图 6.1 展示了本章的研究模型。

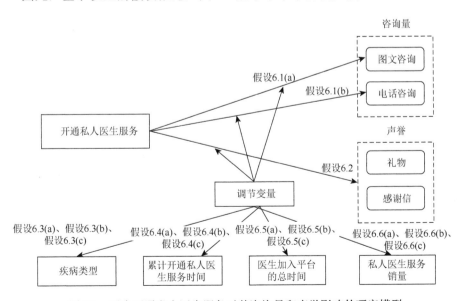

图 6.1　医生开通私人医生服务对其咨询量和声誉影响的研究模型

第二节　研究数据和方法

一、研究数据

（一）主效应研究所用数据

本章选择国内某在线医疗平台作为本章的研究对象有以下几点理由。首先，该在线医疗平台是中国最大的在线医疗平台之一，聚集了来自全国超过 58 万名的权威医生，医生专业几乎涵盖了所有病种。同时，平台拥有大量稳定的患者群体，使得平台在推出新服务时，患者出于对平台的信任，更加愿意尝试新服务，更有利于本章观察实验的结果。其次，医生可以自主选择为患者提供哪些服务，没有开通私人医生服务但开通图文和电话咨询的医生可以作为实验的控制组。最后，该在线医疗平台具有社交媒体的功能，患者在平台上可以对医生的服务进行评价和评分，为之后的患者提供参考建议。此外，为了表达感谢，平台还支持患者向医生发送感谢信和赠送虚拟礼物，为本章在实验中衡量医生声誉提供了依据和保障。

选择治疗高血压疾病的医生作为本章的研究对象，原因有以下几点，首先，截止到 2017 年 11 月，中国高血压患者超 2.7 亿人，平均每四个成年人中就有一个高血压患者，造成了沉重的疾病负担。其次，根据美国国家慢性病预防和健康促进中心（National Center for Chronic Disease Prevention and Health Promotion，NCCDPHP）的介绍，高血压是一种慢性病，需要较为长期的治疗，这有利于本章观察实验结果的变化，提高结果的准确性。同时，基于私人医生服务的特征，慢性病患者更有可能选择私人医生这一项长期服务，相应地，开通此服务的医生也相对较多。因此，本章先以高血压这一慢性病的医生作为数据集，探究新增私人医生服务对医生的影响。

本章从在线医疗平台收集了 2016 年 4 月至 2017 年 4 月的数据。通过编写 R 语言爬虫，本章共获得了 12 473 名来自全国 2274 家医院的高血压医生的相关数据。收集了每位医生的个人基本信息，包括职称、所在医院的等级，同时还获取了医生的平台行为数据，包括开通的服务种类、各种咨询服务的咨询列表、收到的礼物和感谢信的数量。同时，本章根据医生咨询列表中每条咨询的标签将咨询划分为图文咨询、电话咨询和私人医生服务，并结合咨询时间，计算出每个医生每月图文和电话咨询的咨询量。

私人医生作为在线医疗平台推出的一项新服务，于 2016 年 10 月正式上线，也就是说，此项新服务在本章样本收集的第七个月对平台上的医生和患者产生一个来自外部的影响。对于医生而言，需要综合各种因素，考虑是否开通此项服务，新的服务是否会吸引新的患者，对其声誉会产生怎样的影响？这些问题都需要通过进一步的分析来得到答案。本章选择在 2016 年 4 月前已开通图文和电话咨询并在 2016 年 10 月至 2017 年 4 月间开通私人医生服务的医生作为本章的实验组，同时，本章选择在 2016 年 4 月前已开通图文和电话咨询但并未在 2016 年 10 月至 2017 年 4 月间开通私人医生服务的医生作为控制组。最终，符合条件的医生共有 793 位，其中实验组有 245 位医生，控制组有 548 位医生，图 6.2 展示了准实验的时间线。

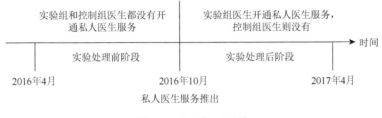

图 6.2　实验的时间线

（二）调节效应研究所用数据

为了进一步探究私人医生服务对医生的影响随疾病类型和开通时间的变化情况，本章根据美国国家慢性病预防和健康促进中心对慢性病的划分，新增了一种慢性疾病——乳腺癌，以及两种非慢性疾病——骨折和不孕不育。按照是否开通私人医生服务，分为实验组和控制组，最终这四种疾病中，实验组医生共有 479 位，控制组医生共有 496 位。

二、变量定义

（一）主效应研究所用变量

1. 因变量

本章使用 $Text_{i,t}$ 和 $Phone_{i,t}$ 衡量医生在图文咨询和电话咨询服务行为。$Text_{i,t}$ 表示在 t 月，患者通过图文咨询服务向医生 i 咨询的总量，$Phone_{i,t}$ 表示的是在 t 月，患者通过电话咨询服务向医生 i 咨询的总量。本章在计算医生的图文和电话咨询服务的咨询量时，已去除由患者使用私人医生服务而产生的图文咨询和电话咨询量，因此，因变量中的图文和电话咨询量由患者直接使用医生的图文和电话咨询服务而产生。此外，本章还用 OnlineConsultation$_{i,t}$ 表示这两个服务咨询量的总和，即医生已有的线上健康咨询服务的总咨询量，计算公式如式（6.1）所示。

$$OnlineConsultation_{i,t} = Text_{i,t} + Phone_{i,t} \qquad (6.1)$$

本章使用 Reputation$_{i,t}$ 表示 t 月医生 i 的声誉。声誉是社会对医生的评价，它在一定程度上反映了医生服务质量的高低。在线医疗平台为患者提供了多种对医生治疗表达肯定和满意的方法，如给医生写感谢信或者赠送礼物。为了表达心中的感谢和对医生的肯定，患者可以借助平台向医生赠送付费虚拟礼物，患者支付的费用在扣除少量平台运营费用后，全部用于感谢医生的辛勤付出，同时医生也可以看到虚拟礼物和患者的感谢和祝福。此外，患者在向医生咨询后，可以以感谢信的形式表达对医生服务态度和疗效的满意，与礼物不同的是，写感谢信是免费的，同时，感谢信的内容可以由患者自行书写，而礼物中所包含的祝福语是所选礼物自带的固定语句。本章使用医生收到的感谢信数量、礼物数量计算医生的声誉，如式（6.2）所示。

$$Reputation_{i,t} = Gift_{i,t} + ThanksLetter_{i,t} \qquad (6.2)$$

其中，Gift$_{i,t}$ 表示医生 i 在 t 月时收到的礼物的总数；ThanksLetter$_{i,t}$ 表示医生 i 在 t 月时收到的感谢信的总数。

2. 自变量

本章关注的是相比于没有开通私人医生服务的医生而言，开通此项服务的医生在开通前后咨询量和声誉的变化情况。因此，本章的核心自变量是 TreatGroup$_i$ 和 PostTreatment$_{i,t}$。如果医生 i 在本章的研究期间开通了私人医生服务，则 TreatGroup$_i$ 取值为 1，否则为 0。若以每位医生单独开通私人医生服务的时间为截断点，那么若医生 i 的 TreatGroup$_i$ 变量值为 1，且在 t 月时，该医生已开通私人医生服务，那么在 t 月以及之后的所有月份，PostTreatment$_{i,t}$ 变量取值皆为 1，否则为 0。若以在线医疗平台推出私人医生服务的时间作为外界干预点，那么对于所有医生来说，若月份 t 为 2016 年 10 月或者之后的月份，PostTreatment$_{i,t}$ 取值为 1，否则为 0。

3. 控制变量

医生在平台的声誉会影响患者网上咨询决策。因此，本章对医生 i 截至 $t-1$ 月时已拥有的累计声誉 Cum_Reputation$_{i,t-1}$ 加以控制，具体计算公式如式（6.3）所示。

$$Cum\_Reputation_{i,t-1} = Cum\_Gift_{i,t-1} + Cum\_ThanksLetter_{i,t-1} \qquad (6.3)$$

其中，Cum_Gift$_{i,t-1}$ 表示的是医生 i 在 $t-1$ 月时累计收到的礼物总数；Cum_ThanksLetter$_{i,t-1}$ 表示的是医生 i 在 $t-1$ 月时累计收到的感谢信总数。

同时，医生选择在平台上转载或发布自己的专属文章，为患者普及相关医学知识，也会对其咨询量产生影响，因此本章对医生累计发表的文章数加以控制，即 $Cum\_Article_{i,t-1}$。当医生服务的患者数越多时，越有可能收到感谢信和礼物，获得更高的声誉，所以本章在探究医生声誉变化时，将医生 i 在 t 月的图文和电话咨询的总数量即 $OnlineConsultation_{i,t}$ 加以控制。

4. 描述性统计

由表 6.1 可以看出，数据集中在实验组和控制组的人数大致相等，实验前和实验后的月数大致对称，医生每个月的平均图文咨询量为 41 条，电话咨询量为 2 条左右。医生每月的图文咨询量最小为 0，但是最大值达到了 1988，差距很大。此外，医生每个月收到的礼物和感谢信的数量分别平均为 3 个和 2 个。每个月收到的礼物数最小为 0 个，最大为 101 个，相差较大。图文咨询和线上总咨询量的均值和标准差相差较大，其余变量的均值和标准差较为接近。

表 6.1　变量描述性统计分析

变量	均值	标准差	最小值	最大值
$TreatGroup_i$	0.540	0.498	0	1
$PostTreatment_{i,t}$	0.538	0.499	0	1
$Text_{i,t}$	41.180	88.916	0	1988
$Phone_{i,t}$	1.897	3.604	0	92
$OnlineConsultation_{i,t}$	43.077	90.011	0	1997
$Gift_{i,t}$	2.923	6.536	0	101
$ThanksLetter_{i,t}$	2.034	3.466	0	39
$Reputation_{i,t}$	4.957	7.777	0	106

（二）调节效应研究所用变量

调节效应研究所用的因变量和控制变量与主效应研究保持一致，为了分析疾病类型对私人医生服务的调节作用，以及私人医生服务随时间的变化情况，本章创建了 6 个自变量，分别为 $Chronic_i$、$Num\_Months\_Open_{i,t}$、$High\_CommuityDay_i$、$Low\_CommuityDay_i$、$High\_PersonalDoc_i$ 和 $Low\_PersonalDoc_i$。$Chronic_i$ 是一个二值变量，代表医生治疗的疾病属于慢性病（取值为 1）或非慢性病（取值为 0）。$Num\_Months\_Open_{i,t}$ 则用来测量医生开通私人医生服务的总月数。对实验组的医生按照加入平台时间的均值分为高低两组。当医生加入平台时间高于均值时，

High_CommuityDay$_i$ 取值为 1，否则 Low_CommuityDay$_i$ 取值为 1。最后，本章对实验组医生的私人医生服务销量按照均值进行划分，高于均值的医生变量 High_PersonalDoc$_i$ 取值为 1，否则为 0。变量描述性统计的结果如表 6.2 所示。由表 6.2 可以看出，由四种疾病的医生数据构成的数据集中，Chronic$_i$ 的均值为 0.539，这说明数据集中慢性病医生和非慢性病医生的数量大致相等，实验组医生开通私人医生服务的总时间最多是 7 个月。

表 6.2　变量描述性统计分析

变量	均值	标准差	最小值	最大值
TreatGroup$_i$	0.509	0.500	0	1
PostTreatment$_{i,t}$	0.538	0.499	0	1
Chronic$_i$	0.539	0.498	0	1
Num_Months_Open$_{i,t}$	0.310	0.952	0	7
Text$_{i,t}$	45.657	88.215	0	1988
Phone$_{i,t}$	2.110	4.320	0	113
OnlineConsultation$_{i,t}$	47.767	89.487	0	1997
Gift$_{i,t}$	3.091	7.131	0	107
ThanksLetter$_{i,t}$	2.043	3.591	0	54
Reputation$_{i,t}$	5.134	8.382	0	125
High_CommuityDay$_i$	0.249	0.433	0	1
Low_CommuityDay$_i$	0.259	0.438	0	1
High_PersonalDoc$_i$	0.273	0.445	0	1
Low_PersonalDoc$_i$	0.236	0.425	0	1

三、研究模型

（一）主效应研究模型

为了探究医生开通此项服务后对其图文和电话咨询服务的影响，本章选择双重差分模型构造计量模型。双重差分模型是计量经济学中常用的一种方法，通过比较未受到处理的控制组结果和受到处理的实验组结果，估计给定时间段内的处理效应。在本章中，实验组是指那些开通私人医生服务的医生，而控制组指的是那些未开通私人医生服务的医生。本章以实验组医生第一次私人医生咨询的时间作为其开通此项服务的时间，结合双重差分模型和倾向得分匹配的方法，估计出平均处理效应，对于医生 i 在 t 月，估计方程如式（6.4）所示：

$$y_{i,t} = \beta_0 + \beta_1 \times (\text{TreatGroup}_i \times \text{PostTreatment}_{i,t}) + \beta_2 \text{TreatGroup}_i$$
$$+ \beta_3 \text{Cum\_Reputation}_{i,t-1} + \beta_4 \text{Cum\_Article}_{i,t-1} + \sum_{j=2}^{13} \gamma_j \text{MonthDummy}_j + \varepsilon_{i,t} \quad (6.4)$$

其中，$y_{i,t}$ 分别表示 $\text{Text}_{i,t}$、$\text{Phone}_{i,t}$ 和 $\text{Text}_{i,t} + \text{Phone}_{i,t}$。本章的因变量分布存在偏斜，因此本章对每一个因变量加 1 后再做对数变换。如果医生 i 在 2016 年 10 月至 2017 年 4 月间有过一次私人医生咨询，那么 TreatGroup_i 为 1，否则为 0。若是医生 i 在实验期内开通了私人医生服务，并且截至 t 月已有过私人医生咨询，那么 $\text{PostTreatment}_{i,t}$ 取值为 1，否则为 0。控制变量 $\text{Cum\_Reputation}_{i,t-1}$ 和 $\text{Cum\_Article}_{i,t-1}$ 分别表示至 $t-1$ 月，医生在该平台已有的声誉以及发表文章的累计数。系数 β_1 表示双重差分模型的估计值，它代表了私人医生服务对已开通此服务医生的咨询数量的处理效应。β_0 表示截距项；β_2、β_3 与 β_4 表示各变量的系数；γ_j 表示月份哑变量的系数；$\varepsilon_{i,t}$ 表示随机误差项。此外，模型中还包括时间固定效应，它由 2016 年 4 月至 2017 年 4 月以月为单位的虚拟变量组成。

新增私人医生服务后对医生声誉的影响是不确定的，一方面，新服务的开通能够给医生带来更多的咨询量，但每位医生的空余时间是有限的，也就是说，随着咨询量的增多，医生分配给每位患者的时间可能减少，导致患者满意度的下降；另一方面，新增服务后能够满足更多患者的需求，同时相比于医生之前提供的图文或电话这两类一次性咨询渠道，私人医生服务是患者和医生建立长期医患关系的渠道，医生对于患者的病情变化更为了解，患者对于医生的服务也会更加满意。

为了进一步验证，医生开通私人医生服务后，能否提高声誉，本章使用双重差分模型构建如式（6.5）的模型，因变量分别为前面所提及的三个变量。

$$y_{i,t} = \alpha_0 + \alpha_1 \times (\text{TreatGroup}_i \times \text{PostTreatment}_{i,t}) + \alpha_2 \text{TreatGroup}_i$$
$$+ \alpha_3 \text{OnlineConsultation}_{i,t} + \alpha_4 \text{Cum\_Reputation}_{i,t-1} \quad (6.5)$$
$$+ \sum_{j=2}^{13} \delta_j \text{MonthDummy}_j + \varepsilon_{i,t}$$

其中，$y_{i,t}$ 分别表示 $\text{Gift}_{i,t}$、$\text{ThanksLetter}_{i,t}$ 和 $\text{Reputation}_{i,t}$；$\text{Gift}_{i,t}$ 表示医生 i 在 t 月时收到的礼物的总数；$\text{ThanksLetter}_{i,t}$ 表示医生 i 在 t 月时收到的感谢信的总数。由于医生的咨询数量可能会对其声誉有影响，所以本章对医生每月的线上总咨询量即 $\text{OnlineConsultation}_{i,t}$ 加以控制。同时，医生在平台已有的声誉也会对患者满意度有影响，因此，对医生的已有的累计声誉 $\text{Cum\_Reputation}_{i,t}$ 也加以控制。

在上述模型中，有两个问题需要解决。首先，本章需要解决潜在的内生性问题，因为是否开通私人医生服务是个人选择的结果，不是随机决定的。也就是说，误差项中可能会存在一些不可预测的因素会影响医生是否开通私人医生服务，使得估计结果变得有偏。为了解决潜在的内生性问题，本章在模型中引入了医生个体层面的固定效应，去控制那些不随时间变化且不可观测的因素。个体的固定效应使得本章能够关注于开通此服务对医生个体所带来的变化，同时根据豪斯曼（Hausman）检验，结果表明固定效应模型要优于随机效应模型。

其次，医生在开通私人医生服务之前，可能就会改变其在平台上的行为，如更加积极及时地回复患者的咨询提问，对待患者的态度更加亲切和善，以吸引更多的患者与他签约。换句话说，私人医生服务对医生的影响可能在他开通此服务之前就已经发生了。因此，若是本章以医生个人开通私人医生服务的时间作为截断点，模型的估计结果会低估新服务的提供对医生的影响。为了使估计结果更加准确，本章使用平台推出此服务的时间即 2016 年 10 月作为截断点，在这种情况下，模型中 PostTreatment$_{i,t}$ 在 2016 年 10 月及之后的所有月份取值为 1，否则为 0。另外本章也汇报了使用医生个人开通私人医生服务的时间作为截断点的结果，即若医生 i 的 TreatGroup$_i$ 变量值为 1，且在 t 月时，该医生已开通私人医生服务，那么在 t 月以及之后的所有月份，PostTreatment$_{i,t}$ 变量取值皆为 1，否则为 0。

（二）调节效应研究模型

目前为止，本章使用双重差分模型仅得到了开通私人医生服务对医生咨询量和声誉带来的平均效应。有研究表明，慢性病患者或医生更有可能访问在线医疗平台（Rupert et al.，2014）。为探究私人医生服务的推出对不同疾病类型医生的影响是否存在差异，本章分别选择两种慢性疾病（高血压和乳腺癌）以及两种非慢性疾病（骨折和不孕不育），探究疾病类型对私人医生服务的调节作用，具体公式如式（6.6）和式（6.7）所示。

$$
\begin{aligned}
y_{i,t} = {} & \beta_0 + \beta_1 \times (\text{TreatGroup}_i \times \text{PostTreatment}_{i,t}) + \beta_2 \text{TreatGroup}_i \\
& + \beta_3 \times (\text{TreatGroup}_i \times \text{PostTreatment}_{i,t} \times \text{Chronic}_i) + \beta_4 \text{Cum\_Reputation}_{i,t-1} \\
& + \beta_5 \text{Cum\_Article}_{i,t-1} + \sum_{j=2}^{13} \gamma_j \text{MonthDummy}_i + \varepsilon_{i,t}
\end{aligned}
$$

$$(6.6)$$

$$
\begin{aligned}
y_{i,t} = {} & \alpha_0 + \alpha_1 \times (\text{TreatGroup}_i \times \text{PostTreatment}_{i,t}) + \alpha_2 \text{TreatGroup}_i \\
& + \alpha_3 \times (\text{TreatGroup}_i \times \text{PostTreatment}_{i,t} \times \text{Chronic}_i) \\
& + \alpha_4 \text{OnlineConsultation}_{i,t} + \alpha_5 \text{Cum\_Reputation}_{i,t-1} + \sum_{j=2}^{13} \gamma_j \text{MonthDummy}_i + \varepsilon_{i,t}
\end{aligned}
$$

$$(6.7)$$

其中，式（6.6）为疾病类型对私人医生服务推出对医生咨询量影响的调节作用，$y_{i,t}$分别表示 $Text_{i,t}$、$Phone_{i,t}$ 和 $Text_{i,t} + Phone_{i,t}$；式（6.7）为疾病类型对新服务推出对医生声誉影响的调节作用；$y_{i,t}$ 分别表示 $Gift_{i,t}$、$ThanksLetter_{i,t}$ 和 $Reputation_{i,t}$；回归中的控制变量与（6.4）和（6.5）中所用的控制变量相同；$Chronic_i$ 是一个二值变量，表示医生治疗的疾病属于慢性病（取值为 1）或非慢性病（取值为 0）。

效应除了受到不同类型疾病的调节，可能还会随时间发生变化。为了测量医生开通私人医生服务后效应的变化斜率，本章创建了一个新的变量 $Num\_Months\_Open_{i,t}$，测量医生已开通私人医生服务的月数。然后，本章在式（6.4）和式（6.5）中分别加上交互项 $TreatGroup_i \times Num\_Months\_Open_{i,t}$，具体公式如式（6.8）和式（6.9）所示，式（6.8）表示的是私人医生服务的推出对医生咨询量的影响随时间变化的模型，$y_{i,t}$ 分别表示 $Text_{i,t}$、$Phone_{i,t}$ 和 $Text_{i,t} + Phone_{i,t}$。式（6.9）表示的是私人医生服务的推出对医生声誉的影响随时间变化的模型，$y_{i,t}$ 分别表示 $Gift_{i,t}$、$ThanksLetter_{i,t}$ 和 $Reputation_{i,t}$。

$$
\begin{aligned}
y_{i,t} = {} & \beta_0 + \beta_1 \times (TreatGroup_i \times PostTreatment_{i,t}) + \beta_2 \times (TreatGroup_i \\
& \times Num\_Months\_Open_{i,t}) + \beta_3 TreatGroup_i \\
& + \beta_4 Cum\_Reputation_{i,t-1} + \beta_5 Cum\_Article_{i,t-1} + \sum_{j=2}^{13} \gamma_j MonthDummy_j + \varepsilon_{i,t}
\end{aligned}
$$

$$(6.8)$$

$$
\begin{aligned}
y_{i,t} = {} & \alpha_0 + \alpha_1 \times (TreatGroup_i \times PostTreatment_{i,t}) + \alpha_2 \times (TreatGroup_i \\
& \times Num\_Months\_Open_{i,t}) + \alpha_3 TreatGroup_i + \alpha_4 OnlineConsultation_{i,t-1} \\
& + \alpha_5 Cum\_Reputation_{i,t-1} + \sum_{j=2}^{13} \delta_j MonthDummy_j + \varepsilon_{i,t}
\end{aligned}
$$

$$(6.9)$$

此外，私人医生服务的开通对加入平台时间不同的医生可能会有不同的影响。因此，本章根据实验组医生使用平台天数的平均值——1885 天，来对实验组的医生进行划分，即一组为使用平台天数大于等于 1885 天的医生，一组为使用平台天数少于 1885 天的医生。

本章构造了两个虚拟变量，$High\_CommuityDay_i$，当该医生在实验期开通了私人医生服务，且他使用平台的时间大于等于 1885 天时，该虚拟变量取值为 1；当该医生在实验期开通了私人医生服务，且他使用平台的时间小于 1885 天时，该虚拟变量 $Low\_CommuityDay_i$ 取值为 1。本章使用这两个虚拟变量和 $PostTreatment_i$ 的交互项代替原模型中的 $TreatGroup_i \times PostTreatment_{i,t}$，具体公式如下式（6.10）和式（6.11）所示。

$$
\begin{aligned}
y_{i,t} = {} & \beta_0 + \beta_1 \times (\text{High\_CommuityDay}_i \times \text{PostTreatment}_{i,t}) \\
& + \beta_2 \times (\text{Low\_CommuityDay}_i \times \text{PostTreatment}_{i,t}) \\
& + \beta_3 \text{High\_CommuityDay}_i + \beta_4 \text{Low\_CommuityDay}_i + \beta_5 \text{Cum\_Reputation}_{i,t-1} \\
& + \beta_6 \text{Cum\_Article}_{i,t-1} + \sum_{j=2}^{13} \gamma_j \text{MonthDummy}_j + \varepsilon_{i,t}
\end{aligned}
$$

$$(6.10)$$

$$
\begin{aligned}
y_{i,t} = {} & \alpha_0 + \alpha_1 \times (\text{High\_CommuityDay}_i \times \text{PostTreatment}_{i,t}) \\
& + \alpha_2 \times (\text{Low\_CommuityDay}_i \times \text{PostTreatment}_{i,t}) \\
& + \alpha_3 \text{High\_CommuityDay}_i + \alpha_4 \text{Low\_CommuityDay}_i + \alpha_5 \text{OnlineConsultation}_{i,t} \\
& + \alpha_6 \text{Cum\_Reputation}_{i,t-1} + \sum_{j=2}^{13} \delta_j \text{MonthDummy}_j + \varepsilon_{i,t}
\end{aligned}
$$

$$(6.11)$$

其中，式（6.10）表示的是使用平台时间对私人医生服务对医生咨询量影响的调节作用，而式（6.11）表示使用平台时间对私人医生服务对医生声誉影响的调节作用。

最后，私人医生服务的效应可能受到私人医生服务销量的调节作用。本章首先对实验组所有医生的私人医生服务在实验期被使用次数进行统计，并根据平均数将实验组的医生划分成两组，一组为私人医生服务被患者使用超过 3 次含 3 次的，还有一组为私人医生服务被患者使用次数不足 3 次，使用虚拟变量 High_PersonalDoc$_i$ 和 Low_PersonalDoc$_i$ 分别指代这两组医生。在双重差分模型中，本章使用两个新的交互项即 High_PersonalDoc$_i$×PostTreatment$_{i,t}$ 和 Low_PersonalDoc$_i$×PostTreatment$_{i,t}$ 替代原模型中的 TreatGroup$_i$×PostTreatment$_{i,t}$，具体公式如式（6.12）和式（6.13）所示。

$$
\begin{aligned}
y_{i,t} = {} & \beta_0 + \beta_1 \times (\text{High\_PersonalDoc}_i \times \text{PostTreatment}_{i,t}) \\
& + \beta_2 \times (\text{Low\_PersonalDoc}_i \times \text{PostTreatment}_{i,t}) \\
& + \beta_3 \text{High\_PersonalDoc}_i + \beta_4 \text{Low\_PersonalDoc}_i + \beta_5 \text{Cum\_Reputation}_{i,t-1} \\
& + \beta_6 \text{Cum\_Article}_{i,t-1} + \sum_{j=2}^{13} \gamma_j \text{MonthDummy}_j + \varepsilon_{i,t}
\end{aligned}
$$

$$(6.12)$$

$$
\begin{aligned}
y_{i,t} = {} & \alpha_0 + \alpha_1 \times (\text{High\_PersonalDoc}_i \times \text{PostTreatment}_{i,t}) \\
& + \alpha_2 \times (\text{Low\_PersonalDoc}_i \times \text{PostTreatment}_{i,t}) \\
& + \alpha_3 \text{High\_PersonalDoc}_i + \alpha_4 \text{Low\_PersonalDoc}_i + \alpha_5 \text{OnlineConsultation}_{i,t} \\
& + \alpha_6 \text{Cum\_Reputation}_{i,t-1} + \sum_{j=2}^{13} \delta_j \text{MonthDummy}_j + \varepsilon_{i,t}
\end{aligned}
$$

$$(6.13)$$

第三节　结果与分析

一、主效应结果分析

为了减少私人医生服务开通与未开通医生之间的潜在差异，本章使用倾向得分匹配法根据一些可观测的特征，为实验组里的医生匹配与之相似的控制组里的医生。每位医生的倾向得分将使用 Logit 回归进行计算，即在私人医生服务推出前预测医生之后会开通此服务的概率，协变量为一系列可观测的行为特征，包括 2016 年 3 月至 2016 年 9 月医生的累积图文咨询量、电话咨询量、收到的礼物和感谢信的数量，截至 2016 年 9 月医生加入平台的总时间，以及医生所在医院的等级。基于每位医生的倾向得分，本章使用两种匹配方法对实验组和控制组的医生进行匹配，即卡尺为 0.01 的 1∶1 最近邻有放回和卡尺为 0.01 的 1∶2 匹配。

为了验证倾向得分匹配是否成功，本章检验了实验组和控制组医生协变量在匹配前和匹配后的平衡性。表 6.3 对比了在使用卡尺为 0.01 的 1∶1 最近邻有放回匹配方法时，协变量在匹配前后的标准偏差，从结果中可以看出，所有协变量的标准差在匹配后得到了大幅下降。同时，t 检验的结果也证实，经过匹配，实验组和控制组协变量的均值是相近的，不存在显著差异。

表 6.3　协变量匹配前后的平衡性

变量		均值		偏差	偏差减少比例	t 检验	
		实验组	控制组			t 值	p 值
$Text_{i,t}$	U	693.860	205.760	64.7%	90.2%	9.11	0.000
	M	571.18	619.09	−6.4%		−0.50	0.619
$Phone_{i,t}$	U	22.694	4.543	62.2%	93.2%	9.89	0.000
	M	15.029	13.790	4.2%		0.63	0.528
$ThanksLetter_{i,t} + Gift_{i,t}$	U	38.453	11.581	83.8%	96.5%	12.22	0.000
	M	32.948	33.890	−2.9%		−0.24	0.807
$Num\_Days\_Registion$	U	0.103	0.094	10.7%	46.5%	1.56	0.119
	M	0.104	0.108	−5.7%		−0.55	0.580
$Hosp\_Level\_1$	U	0.955	0.903	20.3%	100.0%	2.49	0.013
	M	0.952	0.952	0.0%		0.00	1.000
$Hosp\_Level\_2$	U	0.008	0.009	−1.1%	−387.2%	−0.14	0.892
	M	0.005	0.000	5.1%		1.00	0.318

续表

变量		均值		偏差	偏差减少比例	t 检验	
		实验组	控制组			t 值	p 值
Hosp_Level_3	U	0.004	0.004	0.7%	−1019.6%	0.09	0.928
	M	0.005	0.000	7.7%		1.00	0.318
Hosp_Level_4	U	0.016	0.026	−6.5%	48.6%	−0.81	0.419
	M	0.019	0.024	−3.3%		−0.34	0.737
Hosp_Level_5	U	0.016	0.055	−20.9%	87.6%	−2.48	0.013
	M	0.019	0.024	−2.6%		−0.34	0.737

注：这里比较的结果是基于卡尺为 0.01 的 1∶1 有放回匹配；U 表示匹配前，M 表示匹配后；变量 Num_Days_Registion 表示医生已注册天数；Hosp_Level 表示医生所在医院的等级，本章将医院分为 0～5 共 6 级，第 0 级为基准，Hosp_Level_1、Hosp_Level_2、Hosp_Level_3、Hosp_Level_4、Hosp_Level_5 代表了其他 5 级

同时，本章还计算了匹配样本后的实验组和控制组在两个时期，也就是平台在推出私人医生服务前和服务后，图文咨询和电话咨询量的平均值，从表 6.4 面板 A 的结果中，可以发现实验组医生的平均咨询量在不同时期都多于控制组的医生。虽然服务推出后，实验组和控制组医生的平均图文和电话咨询量有所下降，但可以很明显地看出，实验组医生下降的数量要小于控制组的医生。

表 6.4　实验组和控制组因变量平均值的比较

变量	时期	实验组	控制组	差异
面板 A：图文咨询和电话咨询的咨询量的平均值				
$Text_{i,t}$	推出私人医生服务前	95.196	82.167	13.029
	推出私人医生服务后	83.076	38.323	44.753
$Phone_{i,t}$	推出私人医生服务前	2.505	1.690	0.815
	推出私人医生服务后	2.304	1.318	0.986
$Text_{i,t}$ + $Phone_{i,t}$	推出私人医生服务前	97.701	83.857	13.844
	推出私人医生服务后	85.380	39.642	45.738
面板 B：医生的声誉				
$Gift_{i,t}$	推出私人医生服务前	2.840	2.984	−0.144
	推出私人医生服务后	3.957	2.503	1.454
$ThanksLetter_{i,t}$	推出私人医生服务前	2.652	1.368	1.284
	推出私人医生服务后	2.824	1.328	1.496
$Reputation_{i,t}$	推出私人医生服务前	5.491	4.352	1.139
	推出私人医生服务后	6.782	3.831	2.951

　　表 6.5 和表 6.6 展示了本章回归的结果，其中，表 6.5 是采用卡尺为 0.01 的
1∶1 有放回匹配得到的结果，表 6.6 是采用卡尺为 0.01 的 1∶2 最近邻匹配得
到的结果。第（1）列、第（2）列与第（3）列这 3 个固定效应模型中，本章使
用医生个人第一次提供私人医生服务的时间作为断点。从回归模型中去掉
$TreatGroup_i$ 是因为该变量不随时间变化。第（1）列显示了私人医生服务的推出
对医生单独的图文咨询量的影响，第（2）列展示了私人医生服务的推出对医生
单独的电话咨询量的影响，第（3）列描绘了私人医生服务的推出对医生原有线
上总咨询量的影响。第（1）列、第（2）列和第（3）列中的交互项
$TreatGroup_i×PostTreatment_{i,t}$ 的系数代表了私人医生服务的推出对于实验组医生
的平均处理效应。从第（1）列的结果来看，相比于样本中所有医生每月的平均
图文咨询量，开通私人医生服务的医生，其每月图文咨询量能够增加 25.2%，
支持假设 6.1（a）。同理，从第（3）列的结果中可以发现，当医生开通新服务
后，其每月线上总咨询量能增加 24.6%。第（2）列 $TreatGroup_i×PostTreatment_{i,t}$
的系数不显著，这说明总体上来看，医生开通私人医生服务后，其电话咨询量
没有明显的变化，不支持假设 6.1（b）。

表 6.5　新增私人医生服务对医生咨询量的影响（面板 A）

变量	以第一次私人医生咨询为断点			以 2016 年 10 月作为断点		
	（1）	（2）	（3）	（4）	（5）	（6）
	$\log(Text_{i,t})$	$\log(Phone_{i,t})$	$\log(Text_{i,t}+Phone_{i,t})$	$\log(Text_{i,t})$	$\log(Phone_{i,t})$	$\log(Text_{i,t}+Phone_{i,t})$
$TreatGroup_i$						
$TreatGroup_i×$ $PostTreatment_{i,t}$	0.252*** (0.083)	0.015 (0.044)	0.246*** (0.078)	0.397*** (0.115)	0.068 (0.051)	0.391*** (0.109)
$Cum\_Reputation_{i,t-1}$	−0.000 (0.001)	0.000 (0.001)	−0.000 (0.001)	−0.000 (0.001)	0.000 (0.001)	−0.000 (0.001)
$Cum\_Article_{i,t-1}$	−0.000 (0.000)	0.000*** (0.000)	−0.000 (0.000)	−0.000* (0.000)	0.000*** (0.000)	−0.000 (0.000)
月份虚拟变量	Yes	Yes	Yes	Yes	Yes	Yes
样本数量	4212	4212	4212	4212	4212	4212
R^2	0.023	0.012	0.025	0.031	0.013	0.033
医生数量	324	324	324	324	324	324

注：括号中表示稳健标准误，Yes 表示模型中加入了该变量

*表示 $p<0.1$，***表示 $p<0.01$

表 6.6　新增私人医生服务对医生咨询量的影响（面板 B）

变量	以第一次私人医生咨询为断点			以 2016 年 10 月作为断点		
	（1）	（2）	（3）	（4）	（5）	（6）
	$\log(\text{Text}_{i,t})$	$\log(\text{Phone}_{i,t})$	$\log(\text{Text}_{i,t} + \text{Phone}_{i,t})$	$\log(\text{Text}_{i,t})$	$\log(\text{Phone}_{i,t})$	$\log(\text{Text}_{i,t} + \text{Phone}_{i,t})$
TreatGroup_i						
$\text{TreatGroup}_i \times$ $\text{PostTreatment}_{i,t}$	0.259*** （0.077）	0.007 （0.042）	0.239*** （0.073）	0.352*** （0.099）	0.027 （0.044）	0.333*** （0.094）
$\text{Cum\_Reputation}_{i,t-1}$	−0.000 （0.001）	0.000 （0.000）	0.000 （0.001）	−0.000 （0.001）	0.000 （0.000）	−0.000 （0.001）
$\text{Cum\_Article}_{i,t-1}$	−0.000 （0.000）	0.000*** （0.000）	−0.000 （0.000）	−0.000 （0.000）	0.000*** （0.000）	−0.000 （0.000）
月份虚拟变量	Yes	Yes	Yes	Yes	Yes	Yes
样本数量	5031	5031	5031	5031	5031	5031
R^2	0.024	0.008	0.024	0.029	0.009	0.030
医生数量	387	387	387	387	387	387

注：括号中表示稳健标准误，Yes 表示模型中加入了该变量

***表示 $p < 0.01$

对于第（4）列、第（5）列与第（6）列这三个模型，本章重复了之前模型（1）～（3）的分析，不同的是对样本中所有医生采用 2016 年 10 月为断点。因此，本章重新定义 $\text{PostTreatment}_{i,t}$ 在月份 t 为 2016 年 10 月或之后的月份且是实验组的医生时取值为 1，否则为 0。和预期一样，私人医生服务带来的影响变得更加明显，实验组医生开通私人医生服务后，其平均每月图文咨询量增加 39.7%，其平均每月线上总咨询量增加 39.1%。这些结果验证了本章之前的猜想，很多医生在开通私人医生服务之前，就受到了平台推出私人医生服务的影响。因此，在之后的鲁棒性分析中，对于样本中的医生，本章均使用 2016 年 10 月作为时间节点。

在表 6.4 的面板 B 中，本章比较了医生每月收到的礼物数、感谢信数以及声誉在私人医生服务推出前后平均值的不同。本章发现，实验组的医生声誉（Reputation）不论是在何时，都要高于控制组医生的声誉。与本章的假设保持一致的是，实验组医生的平均声誉随着服务的推出而增加，而控制组的医生则几乎保持不变。表 6.7 和表 6.8 显示了回归的结果中，表 6.7 是采用卡尺为 0.01 的 1：1 有放回匹配得到的结果，表 6.8 是采用卡尺为 0.01 的 1：2 最近邻匹配得到的结果。结果表明，医生开通私人医生服务能够显著增加其收到的感谢信和礼物的数量，提高了其声誉，支持假设 6.2。

表 6.7　新增私人医生服务对医生声誉的影响（面板 A）

变量	(1)	(2)	(3)
	$Gift_{i,t}$	$ThanksLetter_{i,t}$	$Reputation_{i,t}$
$TreatGroup_i$			
$TreatGroup_i \times PostTreatment_{i,t}$	1.641*** (0.569)	0.268* (0.152)	1.909*** (0.619)
$OnlineConsultation_{i,t}$	0.001** (0.000)	0.000 (0.000)	0.001 (0.001)
$Cum\_Reputation_{i,t-1}$	−0.007 (0.012)	−0.005 (0.005)	−0.012 (0.012)
月份虚拟变量	Yes	Yes	Yes
样本数量	4212	4212	4212
R^2	0.024	0.063	0.032
医生数量	324	324	324

注：括号中表示稳健标准误，Yes 表示模型中加入了该变量
*表示 $p<0.1$，***表示 $p<0.01$

表 6.8　新增私人医生服务对医生声誉的影响（面板 B）

变量	(1)	(2)	(3)
	$Gift_{i,t}$	$ThanksLetter_{i,t}$	$Reputation_{i,t}$
$TreatGroup_i$			
$TreatGroup_i \times PostTreatment_{i,t}$	1.504*** (0.475)	0.239* (0.135)	1.743*** (0.520)
$OnlineConsultation_{i,t}$	0.001** (0.000)	0.000 (0.000)	0.001 (0.001)
$Cum\_Reputation_{i,t-1}$	−0.008 (0.011)	−0.004 (0.004)	−0.012 (0.011)
月份虚拟变量	Yes	Yes	Yes
样本数量	5031	5031	5031
R^2	0.023	0.059	0.030
医生数量	387	387	387

注：括号中表示稳健标准误，Yes 表示模型中加入了该变量
*表示 $p<0.1$，**表示 $p<0.05$，***表示 $p<0.01$

在之前的分析中，本章初步得到了医生在推出私人医生服务后，能够增加其在平台上的声誉。进一步地，为了探究私人医生服务对医生声誉提升的相对影响，

本章对代表医生每月收到的礼物数、感谢信数量以及声誉这三个变量，使用对数方法进行变换，并重复之前的分析。表 6.9 展示了回归结果，与之前的模型结果保持一致的是，当私人医生服务推出后，医生收到的礼物的数量会增加 22.1%，感谢信的数量会增加 9.4%，声誉则会增加 25.8%，支持假设 6.2。本节假设的验证结果汇总如表 6.10 所示。

表 6.9　新增私人医生服务对医生声誉的影响：log 转换模型

变量	（1） log（Gift$_{i, t}$）	（2） log（ThanksLetter$_{i, t}$）	（3） log（Reputation$_{i, t}$）
TreatGroup$_i$			
TreatGroup$_i$×PostTreatment$_{i, t}$	0.221*** （0.070）	0.094*** （0.035）	0.258*** （0.060）
OnlineConsultation$_{i, t}$	0.000*** （0.000）	0.000 （0.000）	0.000** （0.000）
Cum_Reputation$_{i, t-1}$	0.001 （0.001）	−0.001 （0.000）	−0.001 （0.001）
月份虚拟变量	Yes	Yes	Yes
样本数量	5031	5031	5031
R^2	0.032	0.047	0.038
医生数量	387	387	387

注：括号中表示稳健标准误，Yes 表示模型中加入了该变量

表示 $p < 0.05$，*表示 $p < 0.01$

表 6.10　假设验证结果汇总

决策阶段	假设	假设说明	结果
购买决策	假设 6.1（a）	医生开通私人医生服务后会增加其图文咨询量	支持
	假设 6.1（b）	医生开通私人医生服务后会增加其电话咨询量	不支持
购买后行为	假设 6.2	私人医生服务开通后，医生在平台的声誉得到提高	支持

　　通过上述实验结果可以发现私人医生服务的推出会对医生的咨询量和声誉产生影响。其中，医生开通私人医生服务后，他们的图文咨询量会得到显著提高，而对电话咨询量的增加作用不显著。同时，当医生开通私人医生服务后，他们的声誉也得到了显著提高。这说明了当医生与患者建立长期咨询服务关系后，由于医生对患者的病情和用药经历更加了解，能够对患者咨询的健康问题给予更加精准和合理的回答，从而提高了服务质量，进而提高了声誉。

二、调节效应结果分析

（一）疾病类型的调节作用分析

疾病类型的调节作用的估计结果如表 6.11、表 6.12 所示。除了第（2）和（5）列，三重交互项 $TreatGroup_i \times PostTreatment_{i,t} \times Chronic_i$ 的系数显著为正，这说明，相比于非慢性疾病的医生，开通私人医生服务对治疗慢性疾病的医生的图文咨询量和线上总咨询量的增加作用更大，假设 6.3（a）得到验证，即私人医生服务的开通吸引了更多潜在的慢性病患者，增加了医生的图文咨询量。对电话咨询量的影响没有明显差异，不支持假设 6.3（b），这可能是由于相比于图文咨询，电话咨询的价格相对昂贵，患者更倾向于使用图文咨询，因此，不论是何种疾病，患者对电话咨询的倾向没有显著差异，因此，私人医生服务对电话咨询量的影响不会受到疾病类型的调节。同时，第（6）列交互项 $TreatGroup_i \times PostTreatment_{i,t} \times Chronic_i$ 的系数显著，这说明，相比于非慢性疾病，私人医生服务对慢性疾病医生声誉提升作用更大，支持假设 6.3（c）。

表 6.11　疾病类型对咨询量影响的调节作用

变量	（1）	（2）	（3）
	$\log(Text_{i,t})$	$\log(Phone_{i,t})$	$\log(Text_{i,t}+Phone_{i,t})$
$TreatGroup_i$			
$TreatGroup_i \times PostTreatment_{i,t}$	0.169** (0.076)	0.030 (0.044)	0.168** (0.072)
$TreatGroup_i \times PostTreatment_{i,t} \times Chronic_i$	0.171* (0.087)	−0.009 (0.052)	0.162** (0.082)
$Cum\_Reputation_{i,t-1}$	0.000 (0.001)	0.000 (0.000)	0.000 (0.000)
$Cum\_Article_{i,t-1}$	−0.000 (0.000)	0.000*** (0.000)	−0.000 (0.000)
月份虚拟变量	Yes	Yes	Yes
样本数量	12 675	12 675	12 675
R^2	0.040	0.007	0.046
医生数量	975	975	975

注：括号中表示稳健标准误，Yes 表示模型中加入了该变量

*表示 $p<0.1$，**表示 $p<0.05$，***表示 $p<0.01$

表 6.12　疾病类型对声誉影响的调节作用

变量	(4)	(5)	(6)
	Gift$_{i,t}$	ThanksLetter$_{i,t}$	Reputation$_{i,t}$
TreatGroup$_i$			
TreatGroup$_i$×PostTreatment$_{i,t}$	0.011 (0.450)	0.424** (0.173)	0.435 (0.516)
TreatGroup$_i$×PostTreatment$_{i,t}$×Chronic$_i$	1.212** (0.583)	0.041 (0.251)	1.253* (0.662)
OnlineConsultation$_{i,t}$	1.190*** (0.126)	0.507*** (0.054)	1.697*** (0.148)
Cum_Reputation$_{i,t-1}$	−0.025*** (0.008)	−0.003 (0.002)	−0.029*** (0.009)
月份虚拟变量	Yes	Yes	Yes
样本数量	12 675	12 675	12 675
R^2	0.060	0.084	0.083
医生数量	975	975	975

注：括号中表示稳健标准误，Yes 表示模型中加入了该变量

*表示 $p<0.1$，**表示 $p<0.05$，***表示 $p<0.01$

（二）医生开通私人医生服务时间的调节作用分析

表 6.13 和表 6.14 为医生开通私人医生服务时间的调节作用的结果。本章发现没有证据表明私人医生服务对医生的影响随着开通时间的增加而递减，不支持假设 6.4（a）和 6.4（b）。相反地，表 6.14 第（5）列和第（6）列的 TreatGroup$_i$×Num_Months_Open$_{i,t}$ 的系数为正且显著，表明随着开通时间的增加，私人医生服务对医生声誉的提升作用不断增加，支持假设 6.4（c）。

表 6.13　开通私人医生服务对医生咨询量影响随时间变化情况

变量	(1)	(2)	(3)
	log（Text$_{i,t}$）	log（Phone$_{i,t}$）	log（Text$_{i,t}$ + Phone$_{i,t}$）
TreatGroup$_i$			
TreatGroup$_i$×PostTreatment$_{i,t}$	0.381*** (0.060)	0.029 (0.026)	0.374*** (0.057)
TreatGroup$_i$×Num_Months_Open$_{i,t}$	0.019 (0.019)	0.006 (0.011)	0.019 (0.017)
Cum_Reputation$_{i,t-1}$	−0.000 (0.001)	0.000 (0.000)	−0.000 (0.001)
Cum_Article$_{i,t-1}$	−0.000 (0.000)	0.000*** (0.000)	−0.000 (0.000)

续表

变量	（1） log（$\text{Text}_{i,t}$）	（2） log（$\text{Phone}_{i,t}$）	（3） log（$\text{Text}_{i,t}+\text{Phone}_{i,t}$）
月份虚拟变量	Yes	Yes	Yes
样本数量	12 675	12 675	12 675
R^2	0.048	0.007	0.054
医生数量	975	975	975

注：括号中表示稳健标准误，Yes 表示模型中加入了该变量
***表示 $p<0.01$

表 6.14　开通私人医生服务对医生声誉影响随时间变化情况

变量	（4） $\text{Gift}_{i,t}$	（5） $\text{ThanksLetter}_{i,t}$	（6） $\text{Reputation}_{i,t}$
TreatGroup_i			
$\text{TreatGroup}_i\times\text{PostTreatment}_{i,t}$	1.292*** (0.330)	0.073 (0.098)	1.365*** (0.366)
$\text{TreatGroup}_i\times\text{Num\_Months\_Open}_{i,t}$	0.174 (0.125)	0.197*** (0.050)	0.371*** (0.143)
$\text{OnlineConsultation}_{i,t}$	0.002*** (0.001)	0.001** (0.000)	0.003*** (0.001)
$\text{Cum\_Reputation}_{i,t-1}$	−0.026*** (0.008)	−0.003 (0.002)	−0.029*** (0.009)
月份虚拟变量	Yes	Yes	Yes
样本数量	12 675	12 675	12 675
R^2	0.035	0.053	0.040
医生数量	975	975	975

注：括号中表示稳健标准误，Yes 表示模型中加入了该变量
表示 $p<0.05$，*表示 $p<0.01$

（三）医生加入平台总天数的调节作用分析

表 6.15 和表 6.16 为医生加入平台总天数对影响的调节作用的估计结果。在推出私人医生服务之后，使用平台时间长的医生图文咨询量和线上总咨询量以及收到的礼物数增加得更多，声誉水平也提升得更多，支持假设 6.5（a）和假设 6.5（c），不支持假设 6.5（b）。这说明随着医生进驻平台天数的增加，医生渐渐在平台上树立个人品牌，对于平台的各项机制越来越熟悉，当有新的服务推出时，往往会带来更大的经济回报，促进声誉提高。

表 6.15　医生加入平台总天数对咨询量影响的调节作用

变量	（1）	（2）	（3）
	$\log(\text{Text}_{i,t})$	$\log(\text{Phone}_{i,t})$	$\log(\text{Text}_{i,t}+\text{Phone}_{i,t})$
High_CommuityDay$_i$×PostTreatment$_i$	0.441*** (0.076)	0.014 (0.033)	0.422*** (0.070)
Low_CommuityDay$_i$×PostTreatment$_i$	0.364*** (0.072)	0.055 (0.036)	0.368*** (0.069)
Cum_Reputation$_{i,t-1}$	−0.000 (0.001)	0.000 (0.000)	0.000 (0.001)
Cum_Article$_{i,t-1}$	−0.000 (0.000)	0.000*** (0.000)	−0.000 (0.000)
月份虚拟变量	Yes	Yes	Yes
样本数量	12 675	12 675	12 675
R^2	0.049	0.007	0.054
医生数量	975	975	975

注：括号中表示稳健标准误，Yes 表示模型中加入了该变量
***表示 $p<0.01$

表 6.16　医生加入平台总天数对声誉影响的调节作用

变量	（4）	（5）	（6）
	Gift$_{i,t}$	ThanksLetter$_{i,t}$	Reputation$_{i,t}$
High_CommuityDay$_i$×PostTreatment$_i$	1.055*** (0.398)	0.215 (0.144)	1.270*** (0.446)
Low_CommuityDay$_i$×PostTreatment$_i$	0.997** (0.450)	−0.035 (0.122)	0.962** (0.478)
OnlineConsultation$_{i,t}$	1.173*** (0.126)	0.514*** (0.054)	1.687*** (0.147)
Cum_Reputation$_{i,t-1}$	−0.026*** (0.008)	−0.003 (0.002)	−0.029*** (0.009)
月份虚拟变量	Yes	Yes	Yes
样本数量	12 675	12 675	12 675
R^2	0.060	0.082	0.082
医生数量	975	975	975

注：括号中表示稳健标准误，Yes 表示模型中加入了该变量
表示 $p<0.05$，*表示 $p<0.01$

（四）私人医生服务销量的调节作用分析

表 6.17 和表 6.18 展示了私人医生服务销量的调节作用模型的回归结果。本章发现对于实验组的医生而言，私人医生服务销量高组的医生的图文和线上总咨询量要比私人医生服务销量低组的医生的图文咨询量和线上总咨询量增加的幅度更大，声誉的提升也更多，支持假设 6.6（a）和假设 6.6（c），不支持假设 6.6（b）。

表 6.17　私人医生服务销量对咨询量影响的调节作用

变量	(1)	(2)	(3)
	$\log(\text{Text}_{i,t})$	$\log(\text{Phone}_{i,t})$	$\log(\text{Text}_{i,t}+\text{Phone}_{i,t})$
High_PersonalDoc$_i$×PostTreatment$_{i,t}$	0.483*** (0.088)	0.038 (0.046)	0.463*** (0.082)
Low_PersonalDoc$_i$×PostTreatment$_{i,t}$	0.365*** (0.067)	0.034 (0.029)	0.363*** (0.063)
Cum_Reputation$_{i,t-1}$	−0.000 (0.001)	0.000 (0.000)	−0.000 (0.001)
Cum_Article$_{i,t-1}$	−0.000 (0.000)	0.000*** (0.000)	−0.000 (0.000)
月份虚拟变量	Yes	Yes	Yes
样本数量	12 675	12 675	12 675
R^2	0.049	0.007	0.054
医生数量	975	975	975

注：括号中表示稳健标准误，Yes 表示模型中加入了该变量
***表示 $p<0.01$

表 6.18　私人医生服务销量对线上声誉影响的调节作用

变量	(4)	(5)	(6)
	Gift$_{i,t}$	ThanksLetter$_{i,t}$	Reputation$_{i,t}$
High_PersonalDoc$_i$×PostTreatment$_{i,t}$	2.612*** (0.645)	0.323 (0.210)	2.935*** (0.687)
Low_PersonalDoc$_i$×PostTreatment$_{i,t}$	0.302 (0.328)	−0.020 (0.100)	0.283 (0.361)
OnlineConsultation$_{i,t}$	1.162*** (0.126)	0.513*** (0.053)	1.675*** (0.147)

变量	(4)	(5)	(6)
	$Gift_{i,t}$	$ThanksLetter_{i,t}$	$Reputation_{i,t}$
$Cum\_Reputation_{i,t-1}$	-0.028^{***} (0.008)	-0.003 (0.002)	-0.031^{***} (0.008)
月份虚拟变量	Yes	Yes	Yes
样本数量	12 675	12 675	12 675
R^2	0.066	0.082	0.087
医生数量	975	975	975

注：括号中表示稳健标准误，Yes 表示模型中加入了该变量

***表示 $p<0.01$

此外，相比于控制组的医生，私人医生服务对于实验组中私人医生服务销量低的医生的声誉的正向作用不显著。这表明，当医生的私人医生服务的销量低于实验组全体医生的平均水平时，开通私人医生服务后，他们的声誉水平与未开通私人医生服务的医生的声誉水平无显著差异。这说明，私人医生服务对医生声誉的提升作用随着销量的增加而不断显现出来。

三、稳健性分析

（一）共同趋势假定验证

本章主要使用双重差分模型估计实验组和控制组医生之间的差异，为了使这个估计有效，本章还需要检验双重差分模型的最重要假定——共同趋势假定，即实验组和控制组的医生在私人医生服务推出前因变量变化趋势没有差异。本章使用 Angrist 和 Pischke（2009）建议的相对时间模型来重复估计过程，在模型中加入时间（月份）虚拟变量和分组虚拟变量 $TreatGroup_i$ 的交互项来探究因变量在实验组和控制组以及服务推出前后的变化。值得注意的是，这种方法已经在 IS（information system，信息系统）领域有了广泛的应用（Huang et al.，2017）。从计量经济学的角度来看，该模型的优势在于可以确定处理前趋势（即实验组医生与控制组医生在私人医生服务推出前存在显著差异）是否存在，如果这种趋势存在，则说明违反了共同趋势假定（Angrist and Pischke，2009）。

本章从模型中去除了平台推出私人医生服务所在月份（2016 年 10 月），因此模型系数反映了相对于服务推出月份，双重差分估计的结果。

$$y_{i,t} = \beta_0 + \beta_1 \times (\text{TreatGroup}_i \times \text{MonthDummy}_t) + \beta_2 \text{Cum\_Reputation}_{i,t-1}$$
$$+ \beta_3 \text{Cum\_Article}_{i,t-1} + \sum_{j=2}^{13} \gamma_j \text{MonthDummy}_j + \alpha_i + \varepsilon_{i,t} \qquad (6.14)$$

$$y_{i,t} = \delta_0 + \delta_1 \times (\text{TreatGroup}_i \times \text{MonthDummy}_t) + \delta_2 \text{Cum\_Reputation}_{i,t-1}$$
$$+ \delta_3 \text{OnlineConsultation}_{i,t-1} + \sum_{j=2}^{13} \gamma_j \text{MonthDummy}_j + \alpha_i + \varepsilon_{i,t} \qquad (6.15)$$

其中，i 表示医生；t 表示月份；如果 TreatGroup_i 取值为 1，则说明医生 i 属于实验组，反之，则说明该医生是控制组的医生。MonthDummy_j 表示以月份为单位的时间虚拟变量。式（6.14）模型中的因变量指代的是医生每月的图文、电话以及线上总咨询量，式（6.15）模型中的因变量指代的医生每月收到的礼物和感谢信数量以及声誉。图 6.3 展示了交互项的系数估计值。从结果中可以看出，在私人医生服务推出前没有明显的趋势，而在私人医生服务推出后效应变得显著，这说明符合共同趋势假定。

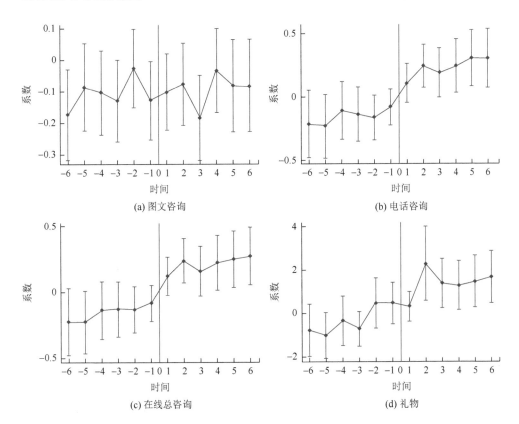

(a) 图文咨询　　　　　　　　　　　(b) 电话咨询

(c) 在线总咨询　　　　　　　　　　(d) 礼物

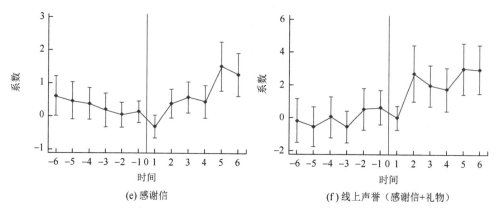

(e) 感谢信   (f) 线上声誉（感谢信+礼物）

图 6.3　相对时间模型估计结果

横轴时间为"0"表示为 2016 年 10 月，此为断点，"−1"表示在断点往前推 1 个月，"1"表示在断点处往后推 1 个月

（二）新增私人医生服务对非慢性病医生的影响

在之前的分析中，本章利用在线医疗平台推出的私人医生服务构造了一个准实验，并使用治疗高血压的医生的相关数据进行分析，结果发现当医生推出私人医生服务后，会增加其单独的线上图文咨询量和线上总咨询量，并能提高医生的声誉。为了探究之前得出的研究结果是否适用于其他类型的疾病，本章选取了骨折和不孕不育这两种非慢性疾病作为鲁棒性分析。

与之前分析过程类似，本章选择在 2016 年 4 月前已开通图文和电话咨询并在 2016 年 10 月至 2017 年 4 月间开通私人医生服务的医生作为实验组，同时，本章选择在 2016 年 4 月前已开通图文和电话咨询但并未在 2016 年 10 月至 2017 年 4 月间开通私人医生服务的医生作为控制组。最终，符合条件的医生共有 1037 位，其中实验组有 239 位医生，控制组有 798 位医生。然后，本章对实验组和控制组的医生通过倾向得分匹配方法进行匹配，选用的协变量与之前相同，分别为私人医生服务推出前半年医生的累计图文咨询量、电话咨询量、收到的感谢信和礼物数量、医生进驻平台累计天数以及医生所在医院等级。为了验证倾向得分匹配是否成功，本章检验了实验组和控制组医生协变量在匹配前和匹配后的平衡性。

表 6.19 对比了在使用卡尺为 0.01 的 1∶1 最近邻有放回匹配方法时，协变量在匹配前后的标准偏差，结果显示匹配后，实验组和控制组的被解释变量之间的差异由之前的显著变得不显著，这说明匹配结果良好。然后，本章使用式（6.4）研究非慢性疾病医生推出私人医生服务后对其咨询量的影响，使用式（6.5）分析非慢性疾病医生推出私人医生服务后对其声誉的影响。

表 6.19　协变量匹配前后的平衡性

变量		均值		偏差	偏差减少比例	t 检验	
		实验组	控制组			t 值	p 值
Text$_{i,t}$	U	838.160	171.900	88.3%	95.7%	16.27	0.000
	M	529.480	500.820	3.8%		0.59	0.556
Phone$_{i,t}$	U	22.741	4.625	42.2%	90.4%	8.09	0.000
	M	13.120	14.855	−4.0%		−0.73	0.468
ThanksLetter$_{i,t}$ + Gift$_{i,t}$	U	45.715	13.227	77.5%	98.3%	12.76	0.000
	M	37.680	37.130	1.3%		0.12	0.908
Num_Days_Registion	U	0.459	0.497	−14.1%	73.6%	−1.94	0.053
	M	0.451	0.441	3.7%		0.36	0.721
Hosp_Level_1	U	0.929	0.916	4.8%	100.0%	0.64	0.524
	M	0.940	0.940	0.0%		0.00	1.000
Hosp_Level_2	U	0.017	0.013	3.5%	100.0%	0.49	0.622
	M	0.015	0.015	0.0%		0.00	1.000
Hosp_Level_3	U	0.029	0.026	1.8%	−68.2%	0.25	0.804
	M	0.020	0.015	3.0%		0.38	0.704
Hosp_Level_4	U	0.021	0.038	−9.9%	100.0%	−1.25	0.211
	M	0.020	0.020	0.0%		0.00	1.000
Hosp_Level_5	U	0.004	0.005	−1.2%	−503.6%	−0.16	0.871
	M	0.005	0.010	−7.4%		−0.58	0.563

注：U 表示匹配前，M 表示匹配后；变量 Num_Days_Registion 表示医生已注册天数；Hosp_Level 表示医生所在医院的等级，本章将医院分为 0～5 共 6 级，第 0 级为基准，Hosp_Level_1、Hosp_Level_2、Hosp_Level_3、Hosp_Level_4、Hosp_Level_5 代表了其他 5 级

　　回归结果如表 6.20 和表 6.21 所示。从结果中可以看出，当治疗非慢性疾病的医生推出私人医生服务后，其图文咨询量增加了 46.3%，线上总咨询量增加了 46.8%，声誉也显著提高 1.793 个单位，但对电话咨询量没有显著影响，与之前的结果保持一致，私人医生服务的推出可以增加医生的图文咨询量，提高医生的声誉，但对电话咨询量没有显著影响，支持假设 6.1（a），假设 6.2，不支持假设 6.1（b）。

表 6.20　新增私人医生服务对医生咨询量的影响：非慢性疾病数据集

变量	(1) log（Text$_{i,t}$）	(2) log（Phone$_{i,t}$）	(3) log（Text$_{i,t}$ + Phone$_{i,t}$）
TreatGroup$_i$			
TreatGroup$_i$×PostTreatment$_{i,t}$	0.463*** (0.091)	0.083 (0.043)	0.468*** (0.085)

续表

变量	（1） log（Text$_{i,t}$）	（2） log（Phone$_{i,t}$）	（3） log（Text$_{i,t}$ + Phone$_{i,t}$）
Cum_Reputation$_{i,t-1}$	−0.001 (0.001)	−0.000 (0.000)	−0.001 (0.001)
Cum_Article$_{i,t-1}$	0.009 (0.010)	0.007 (0.009)	0.010 (0.010)
月份虚拟变量	Yes	Yes	Yes
样本数量	5525	5525	5525
R^2	0.072	0.010	0.081
医生数量	425	425	425

注：括号中表示稳健标准误，Yes 表示模型中加入了该变量

***表示 $p<0.01$

表6.21　新增私人医生服务对医生声誉的影响：非慢性疾病数据集

变量	（4） Gift$_{i,t}$	（5） ThanksLetter$_{i,t}$	（6） Reputation$_{i,t}$
TreatGroup$_i$			
TreatGroup$_i$×PostTreatment$_{i,t}$	1.346*** (0.448)	0.447*** (0.140)	1.793*** (0.506)
OnlineConsultation$_{i,t}$	0.013*** (0.004)	0.005*** (0.002)	0.018*** (0.005)
Cum_Reputation$_{i,t-1}$	−0.058*** (0.011)	−0.000 (0.004)	−0.059*** (0.013)
月份虚拟变量	Yes	Yes	Yes
样本数量	5525	5525	5525
R^2	0.141	0.069	0.140
医生数量	425	425	425

注：括号中表示稳健标准误，Yes 表示模型中加入了该变量

***表示 $p<0.01$

（三）Heckman 两阶段法模型

考虑到医生开通私人医生服务的倾向可能是由内部决定的，因此，如果不考虑该内生性问题，可能会使本章的估计结果存在一定的偏误。控制这种潜在偏差的一种方法是使用最初由赫克曼（Heckman）在 1979 年提出并由谢弗（Shaver）于 1998 年用于商业领域研究的两步计量经济学模型。该方法在信息系统研究领域已经得到了广泛应用。例如，Bharadwaj 等（2007）在研究制造业企业集成信息系统能力和组织间协调机制对企业绩效的影响时，为了解决可能的内生性问题，使

用 Heckman 两阶段法控制潜在的误差。Ayabakan 等（2017）构建准实验探究使用健康信息共享技术对重复检测的影响，通过 Heckman 两阶段法处理健康信息共享变量的内生性问题。第一步，本章将数据集中的医生根据是否推出私人医生服务分为两组，即开通私人医生服务的实验组医生为 1，未开通私人医生服务的控制组医生取值为 0。本章使用可能会影响医生选择开通新服务的因素，即医生累计进驻平台时间，累计图文咨询和电话咨询量，累计收到的礼物和感谢信的数量，以及医生的职称构建 Probit 模型。然后，本章通过第一阶段获得的估计结果创建控制变量逆米尔斯比（λ）来解释内生性，具体计算公式如下：

$$
\begin{cases}
\hat{\lambda} = \lambda\left(X_2, \hat{\beta}_2\right) = \phi\left(X_2, \hat{\beta}_2\right) \Big/ \Phi\left(X_2, \hat{\beta}_2\right) & (\text{TreatGroup}_i = 1) \quad (6.16)\\
\hat{\lambda} = \lambda\left(X_2, \hat{\beta}_2\right) = -\phi\left(X_2, \hat{\beta}_2\right) \Big/ \left(1 - \Phi\left(X_2, \hat{\beta}_2\right)\right) & (\text{TreatGroup}_i = 0) \quad (6.17)
\end{cases}
$$

其中，ϕ 表示标准正态的概率密度函数；X_2 和 $\hat{\beta}_2$ 表示第一阶段 Probit 模型的自变量和估计的系数；Φ 表示标准正态分布的分布函数。

第二步，本章将计算出的逆米尔斯比引入原模型中作为控制变量，结果如表 6.22 和表 6.23 所示。从表 6.22 和表 6.23 可以看出，当在估计私人医生服务对医生声誉的影响时，存在选择偏差，修正后的结果表明，新服务的推出能显著提高医生收到的感谢信和礼物数量，声誉得到显著提高，支持假设 6.1（a）和假设 6.2，不支持假设 6.1（b）。

表 6.22　Heckman 两阶段法的估计结果（对医生咨询量的影响）

变量	(1) log（$\text{Text}_{i,t}$）	(2) log（$\text{Phone}_{i,t}$）	(3) log（$\text{Text}_{i,t} + \text{Phone}_{i,t}$）
TreatGroup_i			
$\text{TreatGroup}_i \times \text{PostTreatment}_{i,t}$	0.346*** （0.100）	0.029 （0.044）	0.327*** （0.095）
$\text{Cum\_Reputation}_{i,t-1}$	−0.001 （0.001）	0.000 （0.001）	−0.001 （0.001）
$\text{Cum\_Article}_{i,t-1}$	−0.000 （0.000）	0.000*** （0.000）	−0.000 （0.000）
Mills_ratio	−0.957 （1.011）	0.194 （0.563）	−0.917 （0.979）
月份虚拟变量	Yes	Yes	Yes
样本数量	5031	5031	5031
R^2	0.030	0.009	0.031
医生数量	387	387	387

注：括号中表示稳健标准误，Yes 表示模型中加入了该变量，Mills_ratio 表示逆米尔斯比
***表示 $p < 0.01$

表 6.23　Heckman 两阶段法的估计结果（对医生声誉的影响）

变量	(4)	(5)	(6)
	$Gift_{i,t}$	$ThanksLetter_{i,t}$	$Reputation_{i,t}$
$TreatGroup_i$			
$TreatGroup_i \times PostTreatment_{i,t}$	1.321*** (0.467)	0.221* (0.130)	1.542*** (0.509)
$OnlineConsultation_{i,t}$	0.002*** (0.001)	0.000 (0.000)	0.002* (0.001)
$Cum\_Reputation_{i,t-1}$	−0.019 (0.012)	−0.005 (0.004)	−0.025** (0.012)
Mills_ratio	−26.730*** (7.546)	−2.706 (3.209)	−29.436*** (7.981)
月份虚拟变量	Yes	Yes	Yes
样本数量	5031	5031	5031
R^2	0.039	0.060	0.046
医生数量	387	387	387

注：括号中表示稳健标准误，Yes 表示模型中加入了该变量

*表示 $p<0.1$，**表示 $p<0.05$，***表示 $p<0.01$

（四）固定效应的面板负二项回归

本章的因变量包括医生的图文和电话咨询的数量，声誉均为非负整数，因此本章考虑使用泊松回归和负二项回归这两类计数模型分析私人医生服务的推出对医生的影响。泊松回归的基本假定是样本的均值等于方差，经过检验，本章的样本存在过度分散问题，因此，本章使用固定效应的面板负二项回归作为一个鲁棒性检验，回归结果如表 6.24 和表 6.25 所示。从表中可以看出，新增私人医生服务模式能够显著增加医生的图文和线上咨询总量，同时也会增加其声誉，与之前结果保持一致，支持假设 6.1（a）和 6.2。和之前的结果有一点不同的是，本章发现使用负二项回归估计结果时，交互项 $TreatGroup_i \times PostTreatment_{i,t}$ 的系数变得显著，也就是说医生推出私人医生服务后能够显著增加其电话咨询量，支持假设 6.1（b）。

表 6.24　面板负二项回归的估计结果（对医生咨询量的影响）

变量	(1)	(2)	(3)
	$Text_{i,t}$	$Phone_{i,t}$	$Text_{i,t}+Phone_{i,t}$
$TreatGroup_i$	0.040 (0.054)	0.155 (0.138)	0.016 (0.052)

续表

变量	(1) $\text{Text}_{i,t}$	(2) $\text{Phone}_{i,t}$	(3) $\text{Text}_{i,t} + \text{Phone}_{i,t}$
$\text{TreatGroup}_i \times \text{PostTreatment}_{i,t}$	0.282*** (0.043)	0.103* (0.062)	0.263*** (0.041)
$\text{Cum\_Reputation}_{i,t-1}$	0.002*** (0.000)	0.000 (0.000)	0.002*** (0.000)
$\text{Cum\_Article}_{i,t-1}$	0.000*** (0.000)	0.000*** (0.000)	0.000*** (0.000)
月份虚拟变量	Yes	Yes	Yes
样本数量	4940	4771	4992
医生数量	380	367	384

注：括号中表示稳健标准误，Yes 表示模型中加入了该变量

*表示 $p<0.1$，***表示 $p<0.01$

表 6.25　面板负二项回归的估计结果（对医生声誉的影响）

变量	(4) $\text{Gift}_{i,t}$	(5) $\text{ThanksLetter}_{i,t}$	(6) $\text{Reputation}_{i,t}$
TreatGroup_i	−0.587*** (0.093)	−0.443* (0.252)	−0.227*** (0.081)
$\text{TreatGroup}_i \times \text{PostTreatment}_{i,t}$	0.465*** (0.077)	0.139** (0.054)	0.321*** (0.051)
$\text{OnlineConsultation}_{i,t}$	0.000** (0.000)	0.000* (0.000)	0.000*** (0.000)
$\text{Cum\_Reputation}_{i,t-1}$	0.000 (0.000)	−0.001*** (0.000)	0.000 (0.000)
月份虚拟变量	Yes	Yes	Yes
样本数量	3835	4589	4927
医生数量	295	353	379

注：括号中表示稳健标准误，Yes 表示模型中加入了该变量

*表示 $p<0.1$，**表示 $p<0.05$，***表示 $p<0.01$

（五）证伪检验

本章中存在实验组医生的自身特征影响因变量的可能，也就是说因变量的改变并不是受到新的服务模式的影响。如果这种情况存在，那么对于实验组的医生来说，无论何时推出新服务，都会对医生的咨询量和声誉产生显著的影响。因此，

本章分别选取平台真正推出私人医生这一服务前的 2016 年 5 月、6 月、7 月、8 月作为模型的虚拟断点，即具有安慰剂效应的断点。有了这些断点，可以比较实验组的医生在这些时间点后，其咨询量和声誉是否与控制组医生存在明显差异。若实验组医生的图文和电话咨询量以及收到感谢信和礼物的数量显著多于控制组的医生，则说明之前的结果是错误的，这是因为新增服务带来的影响不可能在推出该服务前就存在。具体地，在原有模型的基础上，本章分别根据安慰剂断点的时间，调整 $PostTreatment_{i,t}$ 的取值，同时，本章限制研究期为 2016 年 4 月至 2016 年 9 月。结果表明，当本章分别选用 2016 年 5 月、6 月、7 月和 8 月作为虚拟断点时，实验组和控制组的医生在虚拟断点前后的咨询量和声誉不存在显著差异。

　　表 6.26 和表 6.27 展示了本章使用 5 月作为安慰剂断点的结果。从表的结果中可以观察到，不论因变量为咨询量或是声誉，交互项 $TreatGroup_{i,t} \times PostTreatment_{i,t}$ 的系数均不显著，这表明在私人医生服务正式推出前，实验组医生和控制组医生在图文和电话咨询量，以及收到的礼物和感谢信数量方面并未存在明显的差异。这进一步支持了之前的结论，即实验组和控制的医生不存在显著的差异，因此，也证明了咨询量和声誉的变化是由于私人医生服务推出而造成的。

表 6.26　证伪检验的估计结果（对医生咨询量的影响）

变量	（1）	（2）	（3）
	$\log(Text_{i,t})$	$\log(Phone_{i,t})$	$\log(Text_{i,t} + Phone_{i,t})$
$TreatGroup_i$			
$TreatGroup_i \times PostTreatment_{i,t}$	0.057 (0.100)	0.074 (0.053)	0.077 (0.096)
$Cum\_Reputation_{i,t-1}$	0.002 (0.002)	0.002 (0.001)	0.002 (0.002)
$Cum\_Article_{i,t-1}$	−0.000*** (0.000)	0.000*** (0.000)	−0.000*** (0.000)
月份虚拟变量	Yes	Yes	Yes
样本数量	2322	2322	2322
R^2	0.020	0.005	0.016
医生数量	387	387	387

注：括号中表示稳健标准误，Yes 表示模型中加入了该变量

***表示 $p<0.01$

表 6.27　证伪检验的估计结果（对医生声誉的影响）

变量	(4)	(5)	(6)
	Gift$_{i,t}$	ThanksLetter$_{i,t}$	Reputation$_{i,t}$
TreatGroup$_i$			
TreatGroup$_i$×PostTreatment$_{i,t}$	0.647 （0.491）	−0.274 （0.220）	0.374 （0.546）
OnlineConsultation$_{i,t}$	0.001* （0.001）	0.000 （0.000）	0.001 （0.001）
Cum_Reputation$_{i,t-1}$	−0.029 （0.028）	−0.026** （0.012）	−0.055* （0.030）
月份虚拟变量	Yes	Yes	Yes
样本数量	2322	2322	2322
R^2	0.011	0.056	0.019
医生数量	387	387	387

注：括号中表示稳健标准误，Yes 表示模型中加入了该变量

*表示 $p<0.1$，**表示 $p<0.05$

第四节　本章小结

随着人们对线上健康医疗服务需求的增加以及科学技术的发展，在线医疗平台成为人们寻医问药的重要平台，为了吸引更多医生入驻、更多患者使用，在线医疗平台不断推出多样化的医疗服务。本章基于在线医疗平台实证分析了新增私人医生服务对医生咨询量和声誉的影响，使用双重差分模型分析准自然实验数据。为了解决自我选择问题，本章进一步使用倾向得分匹配法为实验组的医生匹配与之相似的控制组的医生。通过分析匹配后的样本数据，本章得出以下结论。

第一，当平台上的医生新增私人医生服务后，会增加其图文咨询量而对电话咨询量无显著影响。这说明新增的服务为医生吸引了新的患者，进而增加了其图文服务的咨询量。

第二，私人医生服务的推出也会提高医生在平台上的声誉。当医生与患者建立长期的医疗服务提供和接受方的关系后，医生对患者的病情和健康状态有了更加全面的了解并能及时更新，有助于医生给出更加合适的治疗方案，在提高服务质量的基础上增加了声誉。

第三，本章在原有数据集中增加了一个慢性疾病的数据和两个非慢性疾病的数据，发现是否为慢性疾病对私人医生服务的推出对医生图文咨询量以及声誉的影响有调节作用。私人医生服务的推出对治疗慢性疾病的医生的正向作用更大。

　　第四，本章分析了私人医生服务对医生咨询量和声誉的影响是否随开通累计月份数的增加而衰退。结果发现，没有证据表明私人医生服务对医生的影响随着开通时间的增加而递减。相反地，本章发现，对于医生收到的感谢信数以及声誉来说，随着开通月份数的增加，私人医生服务带来的影响不断增加。

　　第五，医生进驻平台总天数对私人医生服务推出对咨询量以及声誉的影响有调节作用。私人医生服务的推出对加入平台时间长的医生的图文咨询量的增加作用更大，声誉的提升作用也更大。

　　第六，本章还探究了捆绑服务开通与医生咨询量及声誉之间的关系随私人医生服务销量的变化情况。结果发现，私人医生服务的销量越高，该医生受到的正向影响越大。

第七章　线上-线下渠道整合服务模式及其影响研究

本章使用实证分析方法对线上-线下渠道整合对医疗服务提供者各渠道需求以及声誉的影响效应进行量化。在进行分析时，考虑到医生个体固定效应以及时间固定效应对分析结果的影响，本章通过使用多期面板数据来解决这一问题。此外，考虑到可观测变量对分析结果的影响，本章采用倾向得分匹配方法进行处理，而对于不可观测变量所产生的影响，本章采用控制函数法和 Heckman 两阶段法进行处理。

第一节　研究假设

一、线上-线下渠道整合对医生绩效和声誉的影响

（一）线上-线下渠道整合对医生问诊量的影响

在线健康社区中，线上-线下渠道整合是指医生对线上就诊和线下就诊的信息进行整合，实现线上就诊和线下就诊的无缝连接和转换，使得患者可以享受更全面的就诊体验，其具体服务覆盖线上诊前咨询、线下医院接受治疗和线上诊后病情跟踪等方面。这种快速发展的渠道整合互动方式集成不同渠道的优点，改变了消费者和零售商多渠道购买之间的传统交互方式（Berry et al.，2010），进一步提升服务质量（Herhausen et al.，2015）。一方面，线上咨询渠道突破了地域界限、不受时间约束，为患者咨询提供了极大的便利。大城市医生通过网络向边远地区患者提供各种医疗服务、进行疾病诊断和治疗指导，使得边远地区患者享受大城市的优质医疗资源，从而减小了医疗资源的地域差异（Goh et al.，2016）。另一方面，患者通过线下就诊渠道能够面对面地与医生沟通交流，并充分利用医院的各种医疗设施，从而更有利于医生对患者进行疾病诊断和治疗，提升患者的服务满意度。线上-线下渠道整合能够集成线上渠道和线下渠道的优点，使患者可以根据需要在不同场景下采用不同的就诊模式，并基于功能的整合实现不同渠道就诊的无缝连接。因此，医生开通线上-线下渠道整合功能将提高医生的服务质量，使患者可以全方位地接受医生的治疗和病情跟踪，并让医生获得更高的满意度，从而吸引更多的患者前来就诊。

根据信号理论（Spence，1973），在竞争性的在线健康社区医疗服务市场中，医患双方存在着典型的信息不对称问题，即医生对自身拥有的医疗水平和医疗知识了解得比患者多，为处于信息优势的一方，而患者仅知道医生的质量分布，并不知道其确切质量，所以会导致患者无法精准就医，不能快速做出问诊决策。医生进行线上-线下渠道整合功能将会向患者发送信号，表明医生个人重视线上诊疗和线下诊疗服务的整合，愿意付出更多努力来为患者提供更多、更好的服务，同时，这种渠道的整合也是医生对自己医疗能力和水平的信心的体现。另外，全渠道就诊模式为患者提供了更多观察医生服务质量和治疗效果的机会，使得患者对医生的医疗水平和努力程度有更深入的了解，从而解决了在线健康社区的信息不对称问题。因此，当医生进行线上-线下渠道整合功能后，患者和医生之间的信息不对称程度会下降，患者对医生有更多的了解，更容易建立对医生的信任和信心，从而吸引更多的患者前来就诊。因此，本章提出如下假设。

假设 7.1：线上-线下渠道整合对医生的全渠道问诊量有正向影响。

（二）线上-线下渠道整合对医生声誉的影响

声誉是指消费者对服务和产品提供方的信任程度和满意程度（Ganesan，1994）。在线健康社区中，医生声誉代表了患者对医生在线健康社区工作的认可程度，表明了医生工作被尊敬的程度。在存在信息不对称问题的医疗服务场景下，可观测的线上声誉能够在一定程度上反映医生的能力（包括服务态度和医疗水平），并影响患者对医生的信任度，进而影响其就医选择（Yang et al.，2015）。

在在线健康社区中，医生提供的服务越全面，患者对其满意度越高，对医生的评价越高，医生的声誉也就越高（Montoya-Weiss et al.，2003）。医生进行线上-线下渠道整合功能后，能够向患者提供"诊前线上咨询、线下医院问诊、诊后线上病情跟踪"的无缝连接一体式治疗服务，患者就诊和治疗信息将能够在两个渠道中实现有效共享和使用，使患者可以得到更全面和更优质的病情诊断和医疗服务。因此，患者对医生的满意度将得到提升，对医生的就诊服务会有更高的评价，从而正向影响医生的声誉。

在在线健康社区中，当医生和患者之间的关系由弱变强时，医生不仅可以获得更多的经济收入，同时医生还可以获得更多的感谢信、投票数、虚拟礼物，从而显著提升医生的声誉（Guo et al.，2017）。医生进行线上-线下渠道整合，医患之间的交流频率和强度会增加，医生可以随时了解患者的全过程病情以及线上和线下各类诊疗信息，对患者有更清晰的了解和更精确的诊断。同时，患者可以通过全渠道咨询医生，更容易对医生形成信任感和依赖性，有利于和医生建立长期稳定的医患关系，这种长时间的、较为稳定的医患关系正向影响患者对医生的评价，从而增加了医生的声誉值。

假设 7.2：线上-线下渠道整合对医生的声誉有正向影响。

二、医生类别对线上-线下渠道整合效用的调节作用

（一）线上-线下渠道整合对不同职称医生的影响

患者对医生的判别和选择往往依赖于医生的一些外在特征，如职称、年龄等。由于医疗市场中存在信息不对称问题，这些外在特征成为患者区分不同医生服务水平差异的主要评判标准。当医生提供的信息越多时，信息不对称和这些外在特征的影响将会减少，患者能够更全面清楚地了解医生能力、态度和服务质量。医生进行线上-线下渠道整合是医生能力和态度的表现，在一定程度上传递了医生的质量信息，说明其具有足够的能力来提供医疗服务且在线努力程度更高（Liu et al.，2014）。因此，低职称医生进行线上-线下渠道整合将会对医生其他外在特征起到更强的补充作用，消除由于其他外在特征造成的与高职称医生之间的差异，患者更清楚地认识到低职称医生的能力和水平，进而吸引更多患者前来就诊。

根据期望不一致理论，消费者在购买产品或服务之前，对将要购买的产品或服务水平抱有期望，当发现购买的产品或服务的实际产出水平较高时，消费者的期望更有可能被正面否定，这使消费者满意度大幅提高（Oliver，1980；Spreng et al.，1996）。在线健康社区中存在明显的信息不对称现象，患者只能通过极少的信息对医生做出判断。通常情况下，患者一开始对低职称的医生的医疗产出水平是抱有较低期望的。但是，低职称的医生进行线上-线下渠道整合功能后，为患者提供无缝连接的问诊体验，使得患者对低职称医生的医疗产出水平的认可有了显著提升，其最初的低期望被正面否定，进而使患者对低职称医生满意度的大幅提高，对低职称医生的认可度和评价更高。因此，相比高职称医生，线上-线下渠道整合对低职称医生的影响更大，假设如下。

假设 7.3（a）：具有更低职称的医生在进行线上-线下渠道整合后，全渠道问诊量增加得更多。

假设 7.3（b）：具有更低职称的医生在进行线上-线下渠道整合后，医生声誉增加得更多。

（二）线上-线下渠道整合对不同疾病类型医生的影响

首先，慢性病患者与医生之间的交互包括系统的评估、对治疗方案的关注、对慢性病患者复杂行为的支持。这些交互又必须通过相关信息系统和医生发起的持续病情跟踪来实现（Wagner，1998）。在本章的研究背景下，线上-线下渠道整合为医生提供了一个长期跟踪患者病情并且为患者提供治疗建议的机会，符合慢性病患者的需求，因此会增加患者问诊数量。然而，像酒精中毒、急性胃炎等急性疾病的患者则需要及时的门诊服务，所以他们对医生是否进行线上-线下渠道整合关注度相对较弱。

其次，如上所述，慢性病患者与进行了线上-线下渠道整合的医生沟通频率会增加。社会关系是一个动态的过程，它可以随着沟通交流而增强。Guo 等（2017）的研究表明，当医生和患者的关系由弱变强后，医生可以获得更多的经济和社会回报。由此可以看出，线上-线下渠道整合增加了医患之间的沟通频率，从而增强了医患关系，这将有利于增加患者对医生的认可度，使医生的声誉增加。由此本章可以提出以下假设。

假设 7.4（a）：慢性病医生在进行线上-线下渠道整合后，全渠道问诊量增加得更多。

假设 7.4（b）：慢性病医生在进行线上-线下渠道整合后，医生声誉增加得更多。

因此，基于以上的假设推论，图 7.1 展示了本章的研究模型。

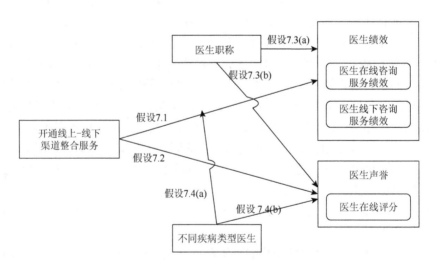

图 7.1　医生开通线上-线下渠道整合服务对其绩效和声誉影响的研究模型

第二节　研究数据和方法

一、研究数据

本章的研究对象是中国出现最早的在线医疗平台，患者可以通过该医疗平台进行线上咨询、预约线下号源、评论医生服务、赠送医生礼物等。目前，该医疗平台连接了全国 30 个省区市的 20 多万名医生，搭建起线上-线下融合、全科-专科结合的医疗资源体系。该平台在 2018 年 4 月推出了网页版基于线上-线下渠道整合的服务包功能。这项功能将线上渠道和线下渠道进行整合，患者购买了服务包之后，可以享受"诊前线上咨询、线下医院就诊、诊后线上病情跟踪"无缝连接的一体式就诊服务。购买服务包的患者将会拥有一个全渠道诊疗的健康档案，该档案记录所有的诊疗结果，并在线上渠道和线下渠道之间实现共享。共享健康档案的设立大大节约了患者的问诊时间，使得医生能更准确地了解患者病情。线上-线下渠道整合功能推出后，医生有权选择是否加入整合群体。这为本章的研究提供了良好的自然实验场景，可以帮助本章分析线上-线下渠道整合对医生绩效的影响。本章基于以往文献对于组织中医生绩效的衡量指标，将医生绩效从"任务绩效"和"关系绩效"两个维度进行衡量。从"任务绩效"角度，用医生各渠道的问诊量来衡量医生在工作岗位上的核心任务量；从"关系绩效"角度，用患者对医生的口碑，即医生的声誉来衡量。所以本章可以从全渠道问诊量和声誉两个维度去探讨线上-线下渠道整合对医生绩效的影响。

本章收集了 2017 年 12 月到 2018 年 7 月的数据，设计了一个准自然实验来研究线上-线下渠道整合对医生绩效的影响。在 8 个月的时间窗口中，基于线上-线下渠道整合的服务包功能是一个自然发生的外部政策干预，并且在实验设置中，线上-线下渠道整合属于一个外生性效应。本章定义从 2017 年 12 月到服务包推出的月份（2018 年 4 月）为政策实施前期，从服务包推出的月份到 2018 年 7 月为政策实施的后期。本章关注了那些开通了服务包功能并且在实验期开始前就已经注册过账户的医生。在这期间的实验组的医生一共包括 3502 人。此外本章随机选择了 31 704 个在实验期内没有开通服务包功能的医生，并且他们在实验期开始前就已经在网站上注册过了。因此，本章使用这 31 704 个医生作为控制组。图 7.2 展示了本章研究的时间轴。

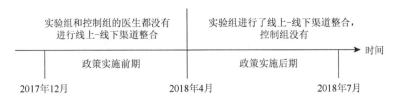

图 7.2　实验的时间轴

二、变量定义

（一）主效应研究所使用变量

1. 因变量

首先，本章用医生的线上渠道问诊量 $OnlineConsultation_{i,t}$ 和线下预约渠道问诊量 $OfflineConsultation_{i,t}$ 之和来表示医生全渠道问诊量（$Omni\text{-}channel_{i,t}$）；其次，用患者评分 $Rating_{i,t}$ 和服务溢价（即医生收到的礼物价值）$Gift\text{-}value_{i,t}$ 来衡量医生的声誉值。$Omni\text{-}channel_{i,t}$ 表示在第 t 个月医生 i 的全渠道问诊量，即医生 i 在第 t 个月通过线上渠道和线下预约渠道问诊的患者总数量。线上渠道问诊量 $OnlineConsultation_{i,t}$ 包括图文问诊量和视话问诊量的总和，图文问诊是指患者以在线文字或图片形式向医生咨询病情，视话问诊是患者通过电话向医生咨询病情。线下预约渠道的问诊量 $OfflineConsultation_{i,t}$ 是指通过在线健康社区预约医生线下就诊的患者数量。$Rating_{i,t}$ 表示在第 t 个月医生 i 所获得的患者在线评分。患者完成图文问诊、视话问诊、线下就诊后的一个月内，都可以对所咨询的医生 i 进行评分（评分等级为 1～10 分）。评分是患者自愿进行的，没有强制性要求。$Gift\text{-}value_{i,t}$ 表示在第 t 个月医生 i 所获得的服务溢价（即医生收到的礼物价值）。当患者完成任意一项问诊活动（包括图文问诊、视话问诊、线下医院就诊）之后，可以给咨询医生送礼物表示感谢。礼物价值是从 2～100 元不等。送出礼物是患者自愿进行的，没有强制性要求，也没有时间限制和礼物价值限制。礼物是患者在就诊费用之外的额外、自愿支出，本章将其定义为服务溢价，即代表患者在享受的医疗服务之外支付的额外成本。

2. 自变量

本章研究相比那些没有选择线上-线下渠道整合的医生来说，进行线上-线下渠道整合的医生在整合前后其绩效是如何变化的。因此本章的关键变量是 $TreatGroup_i$ 和 $PostTreatment_{i,t}$。如果医生 i 在本章的实验期内，即 2017 年 12 月至 2018 年 7 月期间进行了线上-线下渠道整合，那么该用户被划分为实验组成员，

TreatGroup$_i$ = 1，否则的话为控制组成员，TreatGroup$_i$ = 0。如果时间 t 是政策推出之后的某个月，那么 PostTreatment$_{i,t}$ = 1，否则的话 PostTreatment$_{i,t}$ = 0。

3. 控制变量

患者口碑会影响医生的问诊量和声誉。因此本章对患者口碑进行控制。本章用医生上一期获得的线上评论总量和线下评论总量来衡量医生的患者口碑。其中，OnlineComment$_{i,t-1}$ 表示医生 i 在前 $t-1$ 个月所获得的线上评论总量。当患者完成任意一项线上渠道问诊活动（图文问诊和视话问诊）之后，都可以对所咨询医生 i 的服务态度和医疗水平等方面进行评论。评论是患者自愿发出的，没有字数和内容的限制。OfflineComment$_{i,t-1}$ 表示医生 i 在第 $t-1$ 个月所获得的线下评论总量。当患者完成线下就诊后，在线健康社区平台会发送短信邀请患者对线下医院就诊的经验和感受进行评论。评论是患者自愿发出的，没有字数和内容的限制。此外，考虑到两个控制变量的分布存在偏斜，本章在回归模型中对控制变量取自然对数 log（OnlineComment$_{i,t-1}$）和 log（OfflineComment$_{i,t-1}$）。表 7.1 中展示了各变量的解释说明；表 7.2 中展示了各变量的描述性统计。

表 7.1　变量说明

变量	定义
OnlineConsultation$_{i,t}$	医生 i 在第 t 个月线上图文问诊和视话问诊量的总和
OfflineConsultation$_{i,t}$	医生 i 在第 t 个月接受的"在线预约，线下就诊"的患者咨询量，即患者前往医生所在医院进行面对面问诊
Omni-channel$_{i,t}$	医生 i 在第 t 个月获得的线上渠道问诊量和线下渠道问诊量的总和
Gift-value$_{i,t}$	医生 i 在第 t 个月在在线健康社区中获得服务溢价（即医生收到的礼物价值）
Rating$_{i,t}$	医生 i 在第 t 个月获得的患者在线评分
OnlineComment$_{i,t-1}$	医生 i 获得的 $t-1$ 期的患者线上评论总量
OfflineComment$_{i,t-1}$	医生 i 获得的 $t-1$ 期的患者线下评论总量
TreatGroup$_i$	如果医生 i 在本章的实验期内（2017/12～2018/7）期间进行了线上-线下渠道整合，那么该用户被划分为实验组成员，TreatGroup$_i$ = 1，否则为控制组成员，TreatGroup$_i$ = 0
PostTreatment$_{i,t}$	如果时间 t 是政策推出之后的某个月，那么 PostTreatment$_{i,t}$ = 1，否则 PostTreatment$_{i,t}$ = 0

表 7.2　变量的描述性统计

变量	观测量	均值	标准差	最小值	最大值
TreatGroup$_i$	261 000	0.094	0.291	0	1
OnlineConsultation$_{i,t}$	261 000	0.301	3.305	0	273
OfflineConsultation$_{i,t}$	261 000	0.778	4.326	0	141
Omni-channel$_{i,t}$	261 000	1.080	6.062	0	297

续表

变量	观测量	均值	标准差	最小值	最大值
Gift-value$_{i,t}$	261 000	0.090	2.992	0	990
Rating$_{i,t}$	261 000	0.043	0.395	0	10
OnlineComment$_{i,t-1}$	261 000	9.508	85.675	0	8 810
OfflineComment$_{i,t-1}$	261 000	7.388	50.687	0	1 519

（二）调节效应研究所使用变量

1. 医生职称

本章研究医生职称在线上-线下渠道整合对医生绩效影响中的调节作用,在本章的数据集中医生可以被分为四类:主任医师/主任中医师/主任药师/主任技师,副主任医师/副主任中医师/副主任药师/副主任技师,主治医师,住院医师。本章对可观测的医生数据集进行分类——高职称医生组和低职称医生组,其中高职称医生组是副主任级别及以上的医生,低职称医生组是主治医师及以下的医生。当医生 i 属于高职称医生组时,则变量 ProfessionalTitle$_i$ = 1;当医生 i 属于低职称医生组,则变量 ProfessionalTitle$_i$ = 0。

2. 疾病类型

本章研究了医生所治疗疾病类别在线上-线下渠道整合对医生绩效影响中的调节作用,在本章的数据集中医生可以被分为两类:慢性病医生和急性病医生。其中慢性病医生组的医生擅长疾病类型包括高血压、脑卒中、冠心病、癌症、糖尿病;急性病医生组的医生擅长疾病类型包括急性心功能衰竭、过敏性休克、消化道出血、脑出血、外伤、急性胃肠炎。当医生 i 属于慢性病医生组时,则 Chronic$_i$ = 1;当医生 i 属于急性病医生组时,则 Chronic$_i$ = 0。

详细的调节变量定义如表 7.3 所示。

表7.3　调节变量定义

变量	定义
ProfessionalTitle$_i$	当医生 i 职称属于主治医师或住院医师时,该医生 i 处于低职称医生组, ProfessionalTitle$_i$ = 0;当医生 i 职称属于主任医师/主任中医师/主任药师/主任技师或副主任医师/副主任中医师/副主任药师/副主任技师时,该医生 i 处于高职称医生组, ProfessionalTitle$_i$ = 1
Chronic$_i$	当医生 i 所擅长的疾病类型属于慢性病种时,包括高血压、脑卒中、冠心病、癌症、糖尿病,该医生 i 位于慢性病医生组, Chronic$_i$ = 1;当医生 i 所擅长的疾病类型属于急性病种时,包括急性心功能衰竭、过敏性休克、消化道出血、脑出血、外伤、急性胃肠炎,该医生 i 位于急性病医生组, Chronic$_i$ = 0

三、研究模型

（一）主效应研究模型

本章采用回归模型来研究进行线上-线下渠道整合的医生和未进行线上-线下渠道整合的医生之间的绩效变化。所使用的双重差分模型方法允许本章利用面板数据去控制时间固定效应和个体固定效应。对于医生 i 在第 t 个月的估计模型如式（7.1）：

$$y_{i,t} = \beta_0 + \beta_1 \cdot (\text{PostTreatment}_{i,t} \times \text{TreatGroup}_i) + \beta_2 \cdot \text{PostTreatment}_{i,t}$$
$$+ \beta_3 \cdot \text{TreatGroup}_i + \beta_4 \cdot \log(\text{OnlineComment}_{i,t-1}) + \beta_5 \cdot \log(\text{OfflineComment}_{i,t-1})$$
$$+ \sum r_j \cdot \text{MonthDummy}_j + u_i + \varepsilon_{i,t}$$

$$(7.1)$$

其中，$y_{i,t}$ 分别表示是 Omni-channel$_{i,t}$、Gift-value$_{i,t}$、Rating$_{i,t}$。为了便于解释，将本章模型中的结果变量取自然对数。如果医生 i 在研究期内开通了基于线上-线下渠道整合的服务包功能，那么 TreatGroup$_i$ 为 1，否则的话 TreatGroup$_i$ 为 0。本章定义了一个虚拟变量 PostTreatment$_{i,t}$，如果月份 t 在政策推出后，那么 PostTreatment$_{i,t}$ 为 1，否则的话为 0。交互项 TreatGroup$_i$·PostTreatment$_{i,t}$ 前面的系数 β_1 估计了在基于线上-线下渠道整合的服务包功能推出后，实验组医生绩效水平的变化相对于控制组医生的变化情况。控制变量 log（OnlineComment$_{i,t-1}$）和 log（OfflineComment$_{i,t-1}$）分别表示医生 i 收到的 $t-1$ 期的线上评论总量和线下评论总量的对数；MonthDummy$_i$ 表示时间哑变量；β_0 表示截距项；$\beta_1 \sim \beta_5$ 表示各变量系数；r_j 表示时间哑变量系数；u_i 表示个体固定效应；$\varepsilon_{i,t}$ 表示误差项。同时，本章加入每个月份的虚拟变量来控制时间固定效应。

在本章进行模型估计的时候存在以下挑战。接受线上-线下渠道整合的医生不是由研究人员随机选择的，由于一些不可观测的变量，实验组的医生会倾向于参与到线上-线下渠道整合中来。这些不可观测变量将会导致有偏估计。为了解决潜在的异质性问题，本章引进个体异质效应去控制不随时间变化的不可观测的医生个体特征，同时，本章使用时间虚拟变量去控制时间异质效应。通过 F 检验和拉格朗日乘数（Lagrange multiplier，LM）检验可以决定个体异质效应。Hausman 检验结果表明固定效应模型比随机效应模型更适合。

（二）调节效应研究模型

在建立了线上-线下渠道整合对医生全渠道问诊量和声誉的平均影响效应模型

后，本章进一步考虑了多种调节变量。这不仅可以有利于更好地评估主分析结果的稳健性，同时可以帮助理解线上-线下渠道整合对哪类医生的影响最大或最小。本章研究了医生职称、擅长疾病类型如何调节线上-线下渠道整合对医生绩效的影响效应，从而为不同类别医生合理分配工作时间、合理调整工作重心提供了指导意义。

在回归方程［式（7.2）］中，本章研究医生职称在线上-线下渠道整合对医生绩效影响作用中的调节效应。

$$
\begin{aligned}
y_{i,t} = {} & \beta_0 + \beta_1 \cdot \text{PostTreatment}_{i,t} + \beta_2 \cdot (\text{PostTreatment}_{i,t} \times \text{TreatGroup}_i) \\
& + \beta_3 \cdot (\text{PostTreatment}_{i,t} \times \text{ProfessionalTitle}_i) + \beta_4 \cdot (\text{TreatGroup}_i \\
& \times \text{PostTreatment}_{i,t} \times \text{ProfessionalTitle}_i) + \beta_5 \cdot \log(\text{OnlineComment}_{i,t-1}) \\
& + \beta_6 \cdot \log(\text{OfflineComment}_{i,t-1}) + \sum r_j \cdot \text{MonthDummy}_j + u_i + \varepsilon_{i,t}
\end{aligned}
\tag{7.2}
$$

其中，本章包括了与式（7.1）中相同的控制变量：线上评论总量 $\text{OnlineComment}_{i,t-1}$ 和线下评论总量 $\text{OfflineComment}_{i,t-1}$，由于控制变量的分布存在偏斜，本章对其进行 log 转换。同时，在式（7.2）中，本章考虑了时间固定效应和个体固定效应。

在式（7.3）中，本章研究医生擅长的疾病类型在线上-线下渠道整合对医生绩效影响作用中的调节效应。

$$
\begin{aligned}
y_{i,t} = {} & \beta_0 + \beta_1 \cdot \text{PostTreatment}_{i,t} + \beta_2 \times (\text{PostTreatment}_{i,t} \times \text{TreatGroup}_i) \\
& + \beta_3 \cdot (\text{PostTreatment}_{i,t} \times \text{Chronic}_i) + \beta_4 \cdot (\text{TreatGroup}_i \\
& \times \text{PostTreatment}_{i,t} \times \text{Chronic}_i) + \beta_5 \cdot \log(\text{OnlineComment}_{i,t-1}) \\
& + \beta_6 \cdot \log(\text{OfflineComment}_{i,t-1}) + \sum r_j \cdot \text{MonthDummy}_j + u_i + \varepsilon_{i,t}
\end{aligned}
\tag{7.3}
$$

其中，本章包括了与式（7.1）中相同的控制变量：线上评论总量 $\text{OnlineComment}_{i,t-1}$ 和线下评论总量 $\text{OfflineComment}_{i,t-1}$，由于控制变量的分布存在偏斜，本章对其进行 log 转换。同时，在式（7.3）中，本章考虑了时间固定效应和个体固定效应。

第三节　结果与分析

一、线上-线下渠道整合对医生绩效和声誉的影响

基于对双重差分模型求解，本章得到基于固定效应的双重差分模型的估计结果，如表 7.4 所示。其中，变量 TreatGroup_i 在回归结果中被省略是因为它是不随时间变化的变量。表 7.4 的第（1）列展示了线上-线下渠道整合对医生平均每个月的全渠道问诊量的影响。第（2）列展示了线上-线下渠道整合对在线健康社区中医生平均每个月的服务溢价的影响。第（3）列展示了线上-线下渠道整合对医生平均每个月的在线评分的影响。

表 7.4　线上-线下渠道整合对医生绩效和声誉的影响

变量	（1）Omni-channel$_{i,t}$	（2）Gift-value$_{i,t}$	（3）Rating$_{i,t}$
PostTreatment$_{i,t}$	−0.003 （0.002）	−0.002** （0.001）	0.000 （0.001）
PostTreatment$_{i,t}$×TreatGroup$_i$	0.126*** （0.009）	0.136*** （0.009）	0.062*** （0.004）
log（OnlineComment$_{i,t-1}$）	−0.050 （0.067）	0.198*** （0.050）	−0.012 （0.030）
log（OfflineComment$_{i,t-1}$）	−0.295*** （0.060）	0.206*** （0.046）	−0.025 （0.026）
常数项	0.336*** （0.033）	−0.152*** （0.026）	0.032* （0.015）
样本数量	261 080	261 080	261 080
R^2	0.008	0.041	0.009
医生数量	32 635	32 635	32 635
月份虚拟变量	Yes	Yes	Yes
医生效应	Yes	Yes	Yes

注：括号中表示稳健标准误，Yes 表示模型中加入了该变量

***表示 $p<0.001$，**表示 $p<0.01$，*表示 $p<0.05$

从表 7.4 所展示的结果来看，第（1）列中二重交互项 PostTreatment$_{i,t}$×TreatGroup$_i$ 前面的系数 β_1 是正向显著的。因此，第（1）列表示在医生进行线上-线下渠道整合后，平均每个月的全渠道问诊量增加 12.6%。这个结果支持假设 7.1，说明线上-线下渠道整合对医生全渠道的问诊量有正向显著的影响。对于医生声誉，第（2）列和第（3）列分别表示在医生进行线上-线下渠道整合后，平均每个月医生的服务溢价增加 13.6%，在线评分增加 6.2%。这些结果支持假设 7.2，说明线上-线下渠道整合对医生的声誉有正向显著影响。

二、线上-线下渠道整合对医生不同渠道问诊量的影响

线上-线下渠道整合导致的销量变化涉及多个渠道：线上渠道、线下渠道、全渠道。医生全渠道问诊量 Omni-channel$_{i,t}$ 是医生的线上渠道问诊量 OnlineConsultation$_{i,t}$ 和线下预约渠道的问诊量 OfflineConsultation$_{i,t}$ 的总和。那么，本章进一步探讨了医生线上-线下渠道整合对其不同渠道问诊量的影响。

表 7.5 展示了基于固定效应模型的线上渠道、线下渠道、全渠道医生问诊量变化

的估计结果。在双重差分模型中,基于"反事实框架",我们关注二重交互项 PostTreatment$_{i,t}$×TreatGroup$_i$ 前面的系数。第(1)列中交互项 PostTreatment$_{i,t}$×TreatGroup$_i$ 前的系数是正向显著的,这表明医生进行线上-线下渠道整合后,其线上渠道问诊量平均每个月会增加 26.1%。但是,第(2)列表明医生进行线上-线下渠道整合后,线下渠道问诊量平均每个月会降低 4.4%。

由此本章认为,首先,医生进行线上-线下渠道整合后,使患者能够获得更多的关于医生服务态度和医疗水平的信息,帮助一些受地域限制影响且不能到医院就诊的患者更容易做出线上就诊决策。因此,线上-线下渠道整合对医生线上渠道问诊量有正向显著的影响。其次,患者在享受了"诊前线上咨询、线下医院就诊、诊后线上病情跟踪"流程后,拥有了全渠道个人健康档案,在之后的诊疗中,就可以多次通过线上互动与医生建立长期稳定友好的医患关系,而不用像以前一样通过频繁的医院就诊来加强医患间联系。因此,线上-线下渠道整合对医生线下问诊量有负向显著的影响。最后,2014 年,远程医疗服务提供商 MDLIVE 聘请哈里斯民意调查公司(Harris Poll)对 18 至 34 岁的年轻人进行了一项健康指数调查,调查显示,年龄在 18 岁至 34 岁之间的年轻人更有可能推迟(54%)或取消(72%)到医疗服务机构就诊,原因是需要请假、费用高、预约时间长等不方便;与此同时,82%的受访者表示,他们的最佳选择是使用线上渠道进行咨询,由此也证明了本章结论的成立。

表 7.5　线上-线下渠道整合对医生全渠道问诊量的影响

变量	(1) OnlineConsultation$_{i,t}$	(2) OfflineConsultation$_{i,t}$	(3) Omni-channel$_{i,t}$
PostTreatment$_{i,t}$	0.001 (0.001)	−0.004* (0.002)	−0.003 (0.002)
PostTreatment$_{i,t}$×TreatGroup$_i$	0.261*** (0.011)	−0.044*** (0.006)	0.126*** (0.009)
log(OnlineComment$_{i,t-1}$)	−0.070 (0.068)	0.069+ (0.037)	−0.050 (0.067)
log(OfflineComment$_{i,t-1}$)	0.130** (0.041)	−0.347*** (0.056)	−0.295*** (0.060)
常数项	0.029 (0.030)	0.273*** (0.025)	0.336*** (0.033)
样本数量	261 080	261 080	261 080
R^2	0.041	0.006	0.008
医生数量	32 635	32 635	32 635
月份虚拟变量	Yes	Yes	Yes
医生效应	Yes	Yes	Yes

注:括号中表示稳健标准误,Yes 表示模型中加入了该变量

***表示 $p<0.001$,**表示 $p<0.01$,*表示 $p<0.05$,+ 表示 $p<0.1$

三、线上-线下渠道整合中医生类别的调节作用

表 7.6 展示了回归结果。由于本章是研究在线上-线下渠道整合对医生绩效的影响过程中医生职称的调节作用，所以应该关注表 7.6 中二项交叉项 $PostTreatment_{i,t} \times TreatGroup_i$ 系数和三项交叉项 $TreatGroup_i \times PostTreatment_{i,t} \times ProfessionalTitle_i$ 系数之间的关系。从第（3）列结果中可以看出，两个系数均为正，这表明职称越低会正向调节线上-线下渠道整合对医生全渠道问诊量带来的正面影响，即低职称医生在进行线上-线下渠道整合后全渠道问诊量增加的比高职称医生更多，这个结果支持假设 7.3（a）。从第（4）列和第（5）列结果中可以看出，两个交叉项的系数为相反方向，这表明职称越低会负向调节线上-线下渠道整合对医生声誉带来的正面影响，即低职称的医生在进行线上-线下渠道整合后声誉不如高职称医生增加得多，这个结果不支持假设 7.3（b）。由此本章认为，一方面，医生声誉还是与医疗水平相关的，高职称的医生医疗经验丰富、医疗水平高超，相比低职称医生更容易提升患者满意度，获得更高的声誉。另一方面，高职称医生工作任务多，分配给线上渠道的就诊时间较少，服务态度和回复速率方面相比低职称医生来说不占优势，但是经过线上-线下渠道整合后，患者经历了一体化的医生就诊服务，发现高职称医生的诊断方案确实更加准确，医疗水平确实更加高超，所以其个人魅力会延伸到全渠道的问诊中来，因此会获得更高的患者评价和声誉值。

表 7.6　医生职称的调节作用

变量	（1） $OnlineConsultation_{i,t}$	（2） $OfflineConsultation_{i,t}$	（3） Omni- channel$_{i,t}$	（4） Gift-value$_{i,t}$	（5） Rating$_{i,t}$
$ProfessionalTitle_i \times$ $PostTreatment_{i,t}$	0.001 (0.001)	0.014*** (0.002)	0.014*** (0.002)	0.001* (0.000)	0.001 (0.000)
$PostTreatment_{i,t} \times$ $TreatGroup_i$	0.289*** (0.013)	−0.071*** (0.008)	0.111*** (0.011)	0.162*** (0.012)	0.071*** (0.005)
$TreatGroup_i \times$ $PostTreatment_{i,t} \times$ $ProfessionalTitle_i$	−0.108*** (0.023)	0.113*** (0.013)	0.066** (0.021)	−0.098*** (0.019)	−0.034*** (0.008)
$\log(OnlineComment_{i,t-1})$	−0.073 (0.069)	0.073* (0.036)	−0.048 (0.067)	0.195*** (0.051)	−0.013 (0.030)
$\log(OfflineComment_{i,t-1})$	0.121** (0.041)	−0.332*** (0.055)	−0.284*** (0.060)	0.198*** (0.045)	−0.028 (0.026)
常数项	0.034 (0.031)	0.257*** (0.025)	0.323*** (0.034)	−0.150*** (0.026)	0.034* (0.015)

续表

变量	（1）	（2）	（3）	（4）	（5）
	OnlineConsultation$_{i,t}$	OfflineConsultation$_{i,t}$	Omni-channel$_{i,t}$	Gift-value$_{i,t}$	Rating$_{i,t}$
样本数量	261 080	261 080	261 080	261 080	261 080
R^2	0.042	0.008	0.008	0.043	0.010
医生数量	32 635	32 635	32 635	32 635	32 635
月份虚拟变量	Yes	Yes	Yes	Yes	Yes
医生效应	Yes	Yes	Yes	Yes	Yes

注：括号中表示稳健标准误，Yes 表示模型中加入了该变量

***表示 $p<0.001$，**表示 $p<0.01$，*表示 $p<0.05$

从表 7.6 的第（1）列结果中可以看出，二项交叉项 PostTreatment$_{i,t}$×TreatGroup$_i$ 的系数为正，三项交叉项 TreatGroup$_i$×PostTreatment$_{i,t}$×ProfessionalTitle$_i$ 的系数为负。这表明医生职称越低越会负向调节线上-线下渠道整合对医生线上渠道问诊量带来的正面影响，即低职称医生在进行线上-线下渠道整合后其线上渠道问诊量增加得不如高职称医生多。从第（2）列结果中可以看出，二项交叉项 PostTreatment$_{i,t}$×TreatGroup$_i$ 的系数为负，三项交叉项 TreatGroup$_i$×PostTreatment$_{i,t}$×ProfessionalTitle$_i$ 的系数为正。这表明职称越低越会正向调节线上-线下渠道整合对医生线下渠道问诊量带来的负向影响，即低职称医生在进行线上-线下渠道整合后其线下渠道问诊量减少得不如高职称医生多。这表明高职称医生在进行线上-线下渠道整合后，会有一部分线下渠道患者转移到线上渠道。在传统医院就诊环境中，患者只能通过增加复诊次数来与医生保持长期稳定的医患关系，尤其是一些慢性疾病患者。当这部分高职称医生进行线上-线下渠道整合后，患者就可以首次选择全渠道诊疗，在后期的病情跟踪中选择线上渠道与医生保持长期稳定的医患关系，这样会节约很大一部分时间成本，尤其是一些与医生相隔较远的患者。所以，高职称医生的线上渠道问诊量会出现增加，线下渠道问诊量会出现减少。针对低职称医生，他们进行线上-线下渠道整合后，线上渠道和线下渠道的问诊量均出现显著的增加。低职称医生进行线上-线下渠道整合将会对医生其他外在特征形成更强的补充作用，消除其他外在特征造成的与高职称医生之间的差异，患者更清楚地认识到低职称医生的能力和水平，进而吸引更多患者前来就诊。

表 7.7 展示了回归结果。由于本章是研究在线上-线下渠道整合对医生绩效的影响过程中医生擅长疾病类型的调节作用，所以应该关注表 7.7 中二项交叉项 PostTreatment$_{i,t}$×TreatGroup$_i$ 系数和三项交叉项 TreatGroup$_i$×PostTreatment$_{i,t}$×Chronic$_i$ 系数之间的关系。从表 7.7 的第（1）列结果中可以看出，二项交叉项 PostTreatment$_{i,t}$×TreatGroup$_i$ 的系数为正，三项交叉项 TreatGroup$_i$×PostTreatment$_{i,t}$×Chronic$_i$ 的系数

也是正。这表明慢性病会正向调节线上-线下渠道整合对医生线上渠道问诊量带来的正面影响，即慢性病医生在进行线上-线下渠道整合后其线上渠道问诊量增加得比急性病医生多。从第（2）列结果中可以看出，二项交叉项 $PostTreatment_{i,t} \times TreatGroup_i$ 的系数为负，三项交叉项 $TreatGroup_i \times PostTreatment_{i,t} \times Chronic_i$ 的系数为正。这表明慢性病会负向调节线上-线下渠道整合对医生线下渠道问诊量带来的负向影响，即慢性病医生在进行线上-线下渠道整合后其线下渠道问诊量减少得不如急性病医生多。这表明慢性病医生在进行线上-线下渠道整合后，会与患者建立长期友好的医患关系。此时，医生会根据患者病情，选择适合的渠道安排问诊，同时提升了患者的满意度和认可度。从第（3）列结果中可以看出，两个交叉项的系数均为正，这表明慢性病会正向调节线上-线下渠道整合对医生全渠道问诊量带来的正面影响，即慢性病医生在进行线上-线下渠道整合后全渠道问诊量增加得比急性病医生更多，这个结果支持假设 7.4（a）。从第（4）列和第（5）列结果中可以看出，两个交叉项的系数都为正，这表明慢性病会正向调节线上-线下渠道整合对医生声誉带来的正面影响，即慢性病医生在进行线上-线下渠道整合后声誉比急性病医生增加得更多，这个结果支持假设 7.4（b）。

表 7.7　慢性病医生的调节作用

变量	(1) $OnlineConsultation_{i,t}$	(2) $OfflineConsultation_{i,t}$	(3) $Omni\text{-}channel_{i,t}$	(4) $Gift\text{-}value_{i,t}$	(5) $Rating_{i,t}$
$Chronic_i \times$ $PostTreatment_{i,t}$	0.001 (0.001)	−0.005** (0.002)	−0.004* (0.002)	0.000 (0.000)	0.001 (0.000)
$PostTreatment_{i,t} \times$ $TreatGroup_i$	0.238*** (0.012)	−0.057*** (0.007)	0.114*** (0.011)	0.114*** (0.010)	0.049*** (0.005)
$TreatGroup_i \times$ $PostTreatment_{i,t} \times$ $Chronic_i$	0.075** (0.025)	0.040** (0.013)	0.040* (0.019)	0.073** (0.023)	0.042*** (0.010)
log ($OnlineComment_{i,t-1}$)	−0.070 (0.068)	0.069+ (0.037)	−0.050 (0.067)	0.198*** (0.050)	−0.012 (0.030)
log ($OfflineComment_{i,t-1}$)	0.130** (0.041)	−0.347*** (0.056)	−0.295*** (0.060)	0.207*** (0.046)	−0.025 (0.026)
常数项	0.030 (0.030)	0.271*** (0.025)	0.335*** (0.034)	−0.154*** (0.026)	0.032* (0.015)
样本数量	261 080	261 080	261 080	261 080	261 080
R^2	0.042	0.006	0.008	0.042	0.010
医生数量	32 635	32 635	32 635	32 635	32 635
月份虚拟变量	Yes	Yes	Yes	Yes	Yes
医生效应	Yes	Yes	Yes	Yes	Yes

注：括号中表示稳健标准误，Yes 表示模型中加入了该变量

***表示 $p<0.001$，**表示 $p<0.01$，*表示 $p<0.05$，+ 表示 $p<0.1$

四、稳健性分析

（一）识别策略

1. 传统倾向得分匹配

由于实验组和对照组成员的初始条件不完全相同，故存在"选择偏差"，本章不能理所应当地认为政策实施后实验组和控制组的绩效水平不同是由线上-线下渠道整合功能的推出引起的。相比在实验期内未开通线上-线下渠道整合功能的医生来说，开通了线上-线下渠道整合的医生有更大的动机和倾向去努力提高自己的问诊量和声誉。因此即使没有线上-线下渠道的整合，属于实验组的在线健康社区医生也会努力去提高自己的问诊量和声誉水平。

为了减少实验组医生和控制组医生存在的潜在的差异性，根据医生层面的一些可观测变量，本章使用倾向得分匹配方法去平衡实验组和控制组医生的可观测特征，以此进行分析。本章采用 Logit 回归的方法，将影响医生是否进行线上-线下渠道整合的因素（包括政策推出之前医生受到关注的总量 Attention、线上渠道问诊量 $OnlineConsultation_{i,t}$、线下预约渠道问诊量 $OfflineConsultation_{i,t}$、在线评分 $Rating_{i,t}$、线上评论总量 $OnlineComment_{i,t}$、线下评论总量 $OfflineComment_{i,t}$）计算出倾向得分。然后，基于这个倾向得分，本章使用了两种匹配方法——1∶1 无放回的卡尺为 0.05 的最近邻匹配方法和 1∶1 无放回的卡尺为 0.001 的最近邻匹配方法对控制组和实验组成员进行匹配。

表 7.8 展示了使用 1∶1 无放回的卡尺为 0.05 的倾向得分匹配方法得到的控制组和实验组匹配前后比较的描述性统计。在匹配后，所有协变量的标准误差都得到大幅度降低。t 检验的结果证实了匹配后两组样本的均值是相似的，即匹配后实验组和控制组医生的协变量之间不存在显著性差异。这些指标都表明这个匹配方法对产生相似的实验组个体和控制组个体是合适的。所以，本章使用倾向得分匹配的方法去平衡实验组和控制组医生的可观测特征，以此进行分析。

表 7.8　基于 1∶1 无放回的卡尺为 0.05 的倾向得分匹配描述性统计

变量		均值		偏差	偏差减少	t 检验	
		实验组	控制组			t 值	p 值
log（Attention）	U	3.1275	1.1487	109.5%	97.3%	69.19	0.000
	M	2.7481	2.8010	−2.9%		−1.06	0.288
log（$OfflineConsultation_{i,t}$）	U	2.9346	1.1734	68.7%	95.5%	45.24	0.000
	M	2.6416	2.5630	3.1%		1.05	0.292

续表

变量		均值		偏差	偏差减少	t 检验	
		实验组	控制组			t 值	p 值
log（OnlineConsultation$_{i,t}$）	U	2.6270	0.3821	147.8%	97.6%	111.49	0.000
	M	2.1256	2.1803	−3.5%		−1.16	0.248
log（Rating$_{i,t}$）	U	1.4724	0.2835	122.3%	98.8%	82.52	0.000
	M	1.3075	1.3215	−1.4%		−0.46	0.646
log（OnlineComment$_{i,t-1}$）	U	2.2587	0.2373	130.4%	97.3%	112.56	0.000
	M	1.7349	1.6808	3.5%		1.17	0.244
log（OfflineComment$_{i,t-1}$）	U	1.1205	0.3383	54.6%	96.9%	39.63	0.000
	M	0.9696	0.9456	1.7%		0.56	0.577

注：U 表示匹配前，M 表示匹配后

　　同理，本章又使用 1∶1 无放回的卡尺为 0.001 的方法进行倾向得分匹配，来进一步验证本章结果的稳健性（表 7.9）。

表 7.9　基于 1∶1 无放回的卡尺为 0.001 的倾向得分匹配描述性统计

变量		均值		偏差	偏差减少	t 检验	
		实验组	控制组			t 值	p 值
log（Attention）	U	3.1275	1.1487	109.5%	98.1%	69.19	0.000
	M	2.7626	2.8010	−2.1%		−0.77	0.442
log（OfflineConsultation$_{i,t}$）	U	2.9346	1.1734	68.7%	94.9%	45.24	0.000
	M	2.6528	2.5630	3.5%		1.20	0.229
log（OnlineConsultation$_{i,t}$）	U	2.6270	0.3821	141.8%	98.4%	111.49	0.000
	M	2.1433	2.1803	−2.3%		−0.78	0.438
log（Rating$_{i,t}$）	U	1.4724	0.2835	122.3%	98.8%	82.52	0.000
	M	1.3078	1.3215	−1.4%		−0.45	0.652
log（OnlineComment$_{i,t-1}$）	U	2.2587	0.2373	130.4%	96.4%	112.56	0.000
	M	1.7537	1.6808	4.7%		1.55	0.120
log（OfflineComment$_{i,t-1}$）	U	1.1205	0.3383	54.6%	97.1%	39.63	0.000
	M	0.9682	0.9456	1.6%		0.53	0.599

注：U 表示匹配前，M 表示匹配后

　　本章使用匹配后的实验组样本和控制组样本重复本章的双重差分模型分析过程。表 7.10 展示了使用的是 1∶1 无放回的卡尺为 0.05 的双重差分模型＋倾向得

分匹配估计得到的样本。其中实验组和控制组的医生均为 2587 人。在匹配样本被
使用后，表 7.10 中的结果表明医生进行线上-线下渠道整合后，平均每个月医生
的线上渠道问诊量和全渠道问诊量分别增加 22.6%和 11.3%。相反地，医生进行
线上-线下渠道整合后，平均每个月医生的线下预约渠道问诊量会下降 3.0%。以
上结果表明，线上-线下渠道整合对医生线上渠道问诊量和全渠道问诊量有显著的
正向影响；但是线上-线下预约渠道整合对医生的线下预约渠道问诊量有显著负向
的影响。对于医生声誉，使用了匹配后的样本分析后，表 7.10 中的第（4）列和
第（5）列分别表示医生进行线上-线下渠道整合后，平均每个月医生的服务溢价
和在线评分分别增加 8.9%和 5.5%。这表明线上-线下渠道整合对医生的声誉有显
著正向的影响，这与本章使用全部样本分析得到的结果是一致的。

表 7.10　基于 1∶1 无放回卡尺为 0.05 的双重差分模型＋倾向得分匹配估计结果

变量	（1） OnlineConsultation$_{i,t}$	（2） OfflineConsultation$_{i,t}$	（3） Omni-channel$_{i,t}$	（4） Gift-value$_{i,t}$	（5） Rating$_{i,t}$
PostTreatment$_{i,t}$	−0.004 (0.008)	−0.002 (0.008)	−0.005 (0.010)	−0.011** (0.004)	−0.001 (0.004)
PostTreatment$_{i,t}$× TreatGroup$_i$	0.226*** (0.011)	−0.030*** (0.008)	0.113*** (0.011)	0.089*** (0.009)	0.055*** (0.005)
log(OnlineComment$_{i,t-1}$)	−0.019 (0.084)	0.100* (0.044)	0.009 (0.081)	0.214*** (0.062)	−0.015 (0.038)
log(OfflineComment$_{i,t-1}$)	0.271** (0.093)	−0.205+ (0.106)	−0.097 (0.113)	0.375*** (0.104)	0.036 (0.051)
常数项	−0.031 (0.151)	0.454*** (0.114)	0.638*** (0.157)	−0.672*** (0.133)	0.067 (0.072)
样本数量	41 392	41 392	41 392	41 392	41 392
R^2	0.035	0.008	0.009	0.038	0.009
医生数量	5 174	5 174	5 174	5 174	5 174
月份虚拟变量	Yes	Yes	Yes	Yes	Yes
医生效应	Yes	Yes	Yes	Yes	Yes

注：括号中表示稳健标准误，Yes 表示模型中加入了该变量
***表示 $p<0.001$，**表示 $p<0.01$，*表示 $p<0.05$，+表示 $p<0.1$

表 7.11 展示了使用的是 1∶1 无放回的卡尺为 0.001 的双重差分模型＋倾向得
分匹配匹配方法得到的样本进行估计的结果。其中实验组和控制组中的医生均为
2424 人。使用 1∶1 无放回的卡尺为 0.001 的双重差分模型＋倾向得分匹配匹配方
法得到的估计结果和表 7.10 的估计结果相似（表 7.11）。

表 7.11　基于 1∶1 无放回的卡尺为 0.001 的双重差分模型 + 倾向得分匹配估计结果

变量	（1） OnlineConsultation$_{i,t}$	（2） OfflineConsultation$_{i,t}$	（3） Omni-channel$_{i,t}$	（4） Gift-value$_{i,t}$	（5） Rating$_{i,t}$
PostTreatment$_{i,t}$	0.003 (0.008)	−0.003 (0.008)	−0.004 (0.010)	−0.010* (0.004)	−0.002 (0.004)
PostTreatment$_{i,t}$× TreatGroup$_i$	0.215*** (0.011)	−0.034*** (0.008)	0.105*** (0.011)	0.107*** (0.010)	0.057*** (0.005)
log（OnlineComment$_{i,t-1}$）	0.019 (0.088)	0.082+ (0.046)	0.036 (0.086)	0.235*** (0.063)	0.004 (0.039)
log（OfflineComment$_{i,t-1}$）	0.165+ (0.091)	−0.147 (0.112)	−0.106 (0.119)	0.398*** (0.118)	0.029 (0.053)
常数项	−0.006 (0.148)	0.432*** (0.117)	0.591*** (0.158)	−0.702*** (0.138)	0.041 (0.071)
样本数量	38 784	38 784	38 784	38 784	38 784
R^2	0.034	0.008	0.009	0.045	0.010
医生数量	4 848	4 848	4 848	4 848	4 848
月份虚拟变量	Yes	Yes	Yes	Yes	Yes
医生效应	Yes	Yes	Yes	Yes	Yes

注：括号中表示稳健标准误，Yes 表示模型中加入了该变量

***表示 $p < 0.001$，*表示 $p < 0.05$，+表示 $p < 0.1$

2. 控制函数法

尽管已经使用了多种倾向得分匹配方法对样本医生进行了筛选，但是本章认为仍旧存在一些不可观测变量对医生选择是否进行线上-线下渠道整合产生影响。比如，具有更高个人追求的医生可能会更倾向于选择进行线上-线下渠道整合。为了识别这部分不可观测变量所导致的潜在的异质性，本章继续使用控制函数估计法进行解决（Rivers and Vuong，1988）。控制函数法使用未出现在结构方程中的其他回归量来解释内生解释变量与影响结果的不可观测变量之间的相关性（Semykina and Wooldridge，2010）。因此，本章要从式（7.4）中估计出残差 v：

$$\text{TreatGroup}_i = z_1 \pi_{i,t} + v \tag{7.4}$$

其中，z_1 包括所有控制变量，以及 $\pi_{i,t}$ 作为第二步回归中的排除限制；$\pi_{i,t}$ 表示医生 i 所在科室中其他医生在第 t 个月开通线上-线下渠道整合功能的比率。本章认为同科室中其他医生的开通率会影响医生 i 是否选择开通线上-线下渠道整合功能，但是对医生的绩效没有影响，所以本章把 $\pi_{i,t}$ 作为工具变量。最后本章使用普通最小二乘法①估计式（7.5）：

---

① 普通最小二乘法英文名称为 ordinary least square method，简称 OLS。

$$y_{i,t} = \beta_0 + \beta_1 \cdot (\text{PostTreatment}_{i,t} \times \text{TreatGroup}_i) + \beta_2 \cdot \text{PostTreatment}_{i,t}$$
$$+ \beta_3 \cdot \text{TreatGroup}_i + \beta_4 z_2 + \beta_5 v + \sum r_j \cdot \text{MonthDummy}_j + u_i + e_1 \quad (7.5)$$

其中，z_2 包括所有控制变量，但是不包括式（7.4）中的排除限制变量。v 表示残差；e_1 表示误差项。

表 7.12 中的结果表明医生进行线上-线下渠道整合后，平均每个月医生的线上渠道问诊量和全渠道问诊量分别增加 18.2%和 15.8%。相反地，医生进行线上-线下渠道整合后，平均每个月医生的线下预约渠道问诊量会下降 1.9%。对医生的声誉，表 7.12 中的第（4）列和第（5）列分别表示医生进行线上-线下渠道整合后，平均每个月医生的服务溢价和在线评分别增加 2.5%和 1.1%。所得出的结果与主分析是一致的。

表 7.12　基于控制函数法的估计结果

变量	（1）OnlineConsultation$_{i,t}$	（2）OfflineConsultation$_{i,t}$	（3）Omni-channel$_{i,t}$	（4）Gift-value$_{i,t}$	（5）Rating$_{i,t}$
PostTreatment$_{i,t}$× TreatGroup$_i$	0.182*** (0.018)	−0.019*** (0.007)	0.158*** (0.018)	0.025*** (0.006)	0.011** (0.005)
log(OnlineComment$_{i,t-1}$)	0.432*** (0.110)	−0.002 (0.014)	0.410*** (0.107)	0.053* (0.029)	0.050 (0.043)
log(OfflineComment$_{i,t-1}$)	0.432*** (0.161)	−0.197** (0.086)	0.202 (0.151)	0.098*** (0.035)	0.084 (0.059)
残差项	−1.090*** (0.413)	0.147 (0.094)	−0.886** (0.396)	−0.355*** (0.126)	−0.119 (0.115)
常数项	−0.314*** (0.077)	0.176*** (0.038)	−0.121* (0.072)	−0.058*** (0.018)	−0.050* (0.027)
样本数量	8512	8512	8512	8512	8512
R^2	0.0816	0.0117	0.0606	0.0234	0.0087
医生数量	1216	1216	1216	1216	1216
月份虚拟变量	Yes	Yes	Yes	Yes	Yes

注：括号中表示稳健标准误，Yes 表示模型中加入了该变量
***表示 $p<0.001$，**表示 $p<0.01$，*表示 $p<0.05$

3. Heckman 两阶段法

考虑到医生开通线上-线下渠道整合功能的内生性问题，本章使用 Heckman 两阶段法进行解决（Bharadwaj et al.，2007）。在第一阶段中，本章基于一个 Probit 模型估计等式 $Pr(y_2=1|X_2)=\Phi(X_2,\hat{\beta}_2)$ 获得逆米尔斯比（λ）（Heckman，1976，1979）。估计方式如式（7.6）：

$$\begin{cases} \hat{\lambda} = \lambda(X_2,\hat{\beta}_2) = \varphi(X_2,\hat{\beta}_2)/\Phi(X_2,\hat{\beta}_2), & \text{当} y_2=1 \text{（实验组医生）} \\ \hat{\lambda} = \lambda(X_2,\hat{\beta}_2) = \varphi(X_2,\hat{\beta}_2)/\left[1-\Phi(X_2,\hat{\beta}_2)\right], & \text{当} y_2=0 \text{（控制组医生）} \end{cases} \quad (7.6)$$

在第二阶段中，将逆米尔斯比作为控制变量引入模型中（Mani et al.，2010），来解释内生性。但是逆米尔斯比很容易发生共线性，这就导致了第二阶段中错误的标准误（Leung and Yu，1996）。为了解决这个问题，本章在第一阶段的选择模型中加入外生解释变量 $\pi_{i,t}$，即在前文提到的排除限制变量，表示医生 i 所在科室中其他医生在第 t 个月开通线上-线下渠道整合功能的比率。表 7.13 分别展示了使用 Heckman 两阶段法的估计结果。由第（1）列和第（3）列可以看出，医生进行线上-线下渠道整合后，平均每个月医生的线上渠道问诊量和全渠道问诊量分别增加 18.0%和 15.6%。相反地，由第（2）列可以看出，医生进行线上-线下渠道整合后，平均每个月医生的线下预约渠道问诊量会下降 2.0%。对医生的声誉，表 7.13 中的第（4）列和第（5）列分别表示医生进行线上-线下渠道整合后，平均每个月医生的服务溢价和在线评分别增加 2.4%和 1.1%。所得出的结果与主分析是一致的。

表 7.13 基于 Heckman 两阶段法的估计结果

变量	(1) OnlineConsultation$_{i,t}$	(2) OfflineConsultation$_{i,t}$	(3) Omni-channel$_{i,t}$	(4) Gift-value$_{i,t}$	(5) Rating$_{i,t}$
PostTreatment$_{i,t}$×TreatGroup$_i$	0.180*** (0.018)	−0.020*** (0.007)	0.156*** (0.018)	0.024*** (0.006)	0.011** (0.005)
log（OnlineComment$_{i,t-1}$）	0.435*** (0.110)	−0.003 (0.014)	0.412*** (0.107)	0.054* (0.028)	0.050 (0.043)
log（OfflineComment$_{i,t-1}$）	0.456*** (0.165)	−0.201** (0.087)	0.221 (0.154)	0.105*** (0.037)	0.087 (0.058)
逆米尔斯比	−0.669*** (0.204)	0.050 (0.049)	−0.581*** (0.198)	−0.237*** (0.077)	−0.065 (0.065)
常数项	0.209 (0.175)	0.138** (0.055)	0.335** (0.168)	0.129** (0.062)	0.000 (0.060)
样本数量	8512	8512	8512	8512	8512
R^2	0.0812	0.0107	0.0612	0.0245	0.0084
医生数量	1216	1216	1216	1216	1216
月份虚拟变量	Yes	Yes	Yes	Yes	Yes

注：括号中表示稳健标准误，Yes 表示模型中加入了该变量
***表示 $p<0.001$，**表示 $p<0.01$，*表示 $p<0.05$

（二）鲁棒性分析

1. 证伪检验

本章做了一个证伪检验去解释本章的主要结果是否真实可靠。在此证伪检验

中，如果一个医生没有进行线上-线下渠道整合，本章观察平台推出线上-线下渠道整合是否会对这部分控制组群体产生一部分溢出效应。之前本章用双重差分模型估计的时候，是假设线上-线下渠道整合仅对参与的医生产生影响的。在证伪检验中，本章在未进行线上-线下渠道整合的医生中，随机选择 10% 的医生模拟为进行了线上-线下渠道整合的医生（此时这部分样本为 2958 人，与实际进行线上-线下渠道整合的医生数量大体相等）。此时模拟实验组成员的 $TreatGroup_i = 1$。重新使用双重差分模型，表 7.14 中展示了证伪检验的结果，同样本章关注二重交互项 $PostTreatment_{i,t} \times TreatGroup_i$ 前面系数的显著性。如表 7.14 所示，交叉项的系数展示了线上-线下渠道整合对医生的相关绩效没有显著的影响，因此可以得出结论，对医生相关绩效的影响是由医生进行线上-线下渠道整合引起的。

表 7.14　证伪检验的估计结果

变量	(1) OnlineConsultation$_{i,t}$	(2) OfflineConsultation$_{i,t}$	(3) Omni-channel$_{i,t}$	(4) Gift-value$_{i,t}$	(5) Rating$_{i,t}$
$PostTreatment_{i,t} \times TreatGroup_i$	0.001 (0.002)	−0.005 (0.004)	−0.005 (0.005)	0.000 (0.001)	0.001 (0.001)
log（OnlineComment$_{i,t-1}$）	−0.082 (0.136)	−0.050 (0.047)	−0.067 (0.140)	0.057 (0.044)	0.001 (0.065)
log（OfflineComment$_{i,t-1}$）	0.026 (0.030)	−0.292** (0.149)	−0.247 (0.167)	0.121 (0.112)	−0.083* (0.043)
常数项	0.020 (0.032)	0.251*** (0.050)	0.247*** (0.063)	−0.052 (0.038)	0.028 (0.020)
样本数量	41 412	41 412	41 412	41 412	41 412
R^2	0.002	0.004	0.004	0.012	0.002
医生数量	5 916	5 916	5 916	5 916	5 916
月份虚拟变量	Yes	Yes	Yes	Yes	Yes

注：括号中表示稳健标准误，Yes 表示模型中加入了该变量

***表示 $p < 0.001$，**表示 $p < 0.01$，*表示 $p < 0.05$

2. 负二项回归模型

研究线上-线下渠道整合对医生问诊量的影响时，本章的解释变量是医生各个渠道的问诊量，属于计数数据，可考虑泊松回归和负二项回归。同时，通过检验发现，本章的解释变量方差远远大于平均值，说明存在过度分散现象，因此本章选择了更有效率的负二项回归。表 7.15 展示了固定效应负二项回归。最后，本章通过 Hausman 检验发现强烈拒绝随机效应负二项回归，因此选择基于固定效应的负二项回归进行结果估计。

表 7.15　负二项回归模型的估计结果

变量	(1)	(2)	(3)
	$OnlineConsultation_{i,t}$	$OfflineConsultation_{i,t}$	Omni-channel$_{i,t}$
$PostTreatment_{i,t} \times TreatGroup_i$	0.629*** (0.042)	−0.076** (0.030)	0.131*** (0.025)
$\log (OnlineComment_{i,t-1})$	0.266*** (0.054)	−0.046 (0.035)	0.059** (0.024)
$\log (OfflineComment_{i,t-1})$	0.261*** (0.053)	0.111*** (0.034)	0.204*** (0.025)
常数项	0.114 (0.300)	1.341*** (0.171)	0.921*** (0.124)
样本数量	15 701	15 547	23 779
R^2	0.041	0.004	0.011
医生数量	2 243	2 221	3 397
月份虚拟变量	Yes	Yes	Yes

注：括号中表示稳健标准误，Yes 表示模型中加入了该变量

***表示 $p < 0.001$，**表示 $p < 0.01$

从表 7.15 第（1）、（3）列可以看出线上-线下渠道整合对医生线上渠道问诊量和全渠道问诊量有显著正向的影响。医生进行线上-线下渠道整合后，线上渠道和全渠道的问诊量每月分别增加 62.9% 和 13.1%。从第（2）列可以看出医生进行线上-线下渠道整合对线下渠道的问诊量具有显著负向的影响，使得医生的线下渠道问诊量每月降低 7.6%。本章使用固定效应负二项回归得到的结果与主分析中的结果是一致的。

第四节　本 章 小 结

随着在线健康社区发展成为人们进行疾病咨询、经验共享和健康管理的重要渠道，平台开始采取一系列措施来提高自身竞争力，吸引更多的医生入驻、更多的患者咨询。线上-线下渠道整合正是在线健康社区正在采取的一个新举措。本章研究了线上-线下渠道整合对医生全渠道问诊量以及医生声誉的影响。研究结果表明，线上-线下渠道整合功能的推出可以帮助患者决策，显著提高医生的绩效水平。本章的研究使用双重差分模型去处理自然实验数据。为了解决医生的自选择问题，本章首先使用了倾向得分匹配的方法对医生的可观测变量进行控制，匹配得到控制组和实验组，使用这部分样本来分析线上-线下渠道整合对医生绩效的影响。考虑到样本的多样性，本章分别使用了卡尺为 0.05 的 1∶1 无放回的匹配方法和卡尺为 0.001 的 1∶1 无放回的匹配方法。通过倾向得分

匹配和双重差分模型结合的方法得到更加无偏且一致的估计结果：医生在进行线上-线下渠道整合后，其全渠道的问诊量和线上渠道的问诊量以及医生的声誉有显著正向的增加；而医生进行线上-线下渠道整合对其线下预约渠道问诊量有显著的负向影响。

尽管已经使用了多种倾向得分的匹配方法对样本医生进行了筛选，但是本章认为仍旧存在一些不可观测变量对医生选择是否进行线上-线下渠道整合产生影响。比如，具有更高个人追求的医生可能会更倾向于选择进行线上-线下渠道整合。为了识别这部分不可观测变量所导致的潜在的异质性，本章使用了两种方法进行识别：控制函数法和 Heckman 两阶段法。首先，使用控制函数法来构造未出现在结构方程中的其他回归变量来解释内生解释变量与影响结果的不可观测变量之间的相关性。此时，本章认为同科室中其他医生的开通率会影响医生 i 是否选择开通线上-线下渠道整合功能，但是对医生的绩效没有影响，所以本章把 $\pi_{i,t}$ 作为工具变量，求出影响医生是否参与线上-线下渠道整合决策的残差序列，以此代入主模型求解。其次，本章使用 Heckman 两阶段法来解决医生进行线上-线下渠道整合决策中的内生性问题。在第一阶段中，基于一个 Probit 模型获得逆米尔斯比，在第二阶段中将逆米尔斯比作为控制变量引入主模型中，来解释内生性问题。这两种通过识别不可观测变量来控制异质性的方法所得出的结果与主分析一致：医生在进行线上-线下渠道整合后，其全渠道的问诊量和线上渠道的问诊量以及医生的声誉有显著正向的增加；而医生进行线上-线下渠道整合对其线下渠道的问诊量有显著的负向影响。

此外，在鲁棒性分析中，为了证明政策冲击对医生问诊量和声誉的影响不具有偶然性，本章使用了两种方法进行识别。首先，本章进行了证伪检验，在控制组中随机选出与实验组人数相等的医生模拟作为实验组，由这部分模拟实验组的医生和剩余控制组的医生作为本章的实验样本，使用双重差分模型分析，发现这部分实验组医生的问诊量和声誉没有显著变化，这表明在本章主分析中医生绩效的变化确实由医生进行线上-线下渠道整合引起的。其次，在本章研究线上-线下渠道整合对医生问诊量的影响时，因变量是医生各个渠道的问诊量，属于计数数据，可考虑泊松回归和负二项回归；通过检验发现，因变量的方差远远大于平均值，说明存在过度分散现象，因此本章选择了更有效率的负二项回归；最后，本章通过 Hausman 检验发现强烈拒绝随机效应负二项回归，支持固定效应负二项回归；因此本章运用固定效应负二项回归来检验线上-线下渠道整合对医生问诊量的影响。检验结果与主分析是一致的：医生在进行线上-线下渠道整合后，线上渠道和全渠道的问诊量显著增加，线下渠道的问诊量显著减少。

基于信号理论和期望不一致理论，我们认为在竞争性的医疗市场中，医生比患者更了解自身的医疗水平和服务态度，患者是处于信息劣势的一方，也难以选择合适的医生就诊。因此，医生就会通过进行线上-线下渠道整合等方式发送有价值的信号，以显示自己的医疗能力水平和付出努力程度比其他医生更高，从而吸引更多患者就诊，提高医生绩效。通过体验"线上-线下渠道一体式"的就诊服务，患者可以获取到更多的医生信息，对医生所提供服务的质量和效果有更全面的了解，从而更易于对不同医疗水平和努力程度的医生进行甄别。因此，线上-线下渠道整合有效地解决了在线健康社区中的信息不对称问题，帮助患者精准就医，增加医生各渠道的问诊量。然而，结果也显示医生进行线上-线下渠道整合对其线下预约渠道问诊量造成了负向影响，本章认为线上-线下渠道整合后，患者与医生建立了长期友好的医患关系。此时，医生对患者病情有了详细的了解，所以在后续的复诊中，部分线下渠道问诊将被线上渠道问诊完全取代，因此线下预约渠道问诊量呈下降趋势。

线上-线下渠道整合能够整合患者的线上渠道和线下渠道的就诊和治疗信息，提供无缝连接的一体式问诊服务。医生进行线上-线下渠道整合后，提供的服务更全面、更周到，能够较好地解决患者疾病问题、指导患者治疗过程、形成更好的治疗效果。因此，患者对医生的服务质量和态度有更好的认可，满意度也将更高，进而更倾向于给予医生更高的评价，并通过支付额外费用以表达感谢。同时，线上-线下渠道整合加强了医生和患者之间的关系，使得医患关系由弱变强，医生和患者之间形成了更稳定、更长期的合作关系，由此医生也可以获得更多的经济收入和社会回报。因此，通过线上-线下渠道整合，患者可以享受更优质的医疗服务，形成对医生更高的信任度和满意度，增加患者的对医生的在线评分，提高向医生表达感谢的倾向，进而提高医生的声誉。

同时，本章的研究还涉及线上-线下渠道整合对不同类别医生的影响，这些结果可以帮助不同类别医生分配自己在各渠道间的工作努力程度，使得医疗资源得到最优化的配置。本章的研究将医生分为高职称医生组和低职称医生组，结果发现线上-线下渠道整合对低职称医生全渠道问诊量的影响效应要大于高职称医生；对医生声誉的影响则相反。基于在线健康社区中的信息不对称性，我们认为患者最初对低职称的医生的医疗产出水平是抱有较低期望的，但是通过低职称医生积极开展线上-线下渠道整合，配合患者无缝连接的问诊体验，使得患者对低职称医生的医疗产出水平有了正确的了解和认识，其最初的较低的期望值被正面否定，进而使者满意度的提高，对低职称医生的认可度更高，从而吸引患者选择低职称医生。医生声誉受患者满意度的影响，患者满意度主要体现在患者的就医体验中，相比低职称医生而言，具有丰富医疗经验和高超医疗水平的高职称医生更容易获得较高的患者满意度。

此外，在研究医生擅长疾病类别在线上-线下渠道整合对医生绩效影响作用的调节效应时，本章将医生划分为慢性病医生和急性病医生，结果发现主治慢性病的医生在进行线上-线下渠道整合后，线上渠道问诊量、全渠道问诊量、医生的声誉增加得比主治急性病的医生多；同时线下预约渠道问诊量减少得不如主治急性病的医生多。因此，我们认为，线上-线下渠道整合是十分适合慢性疾病治疗的，慢性疾病治疗的特点是增加与医生的沟通频率，与医生建立长期友好的医患关系，这两点都有利于医生绩效的增加。

第八章 实践启示与未来设想

对于在线医疗平台而言，医生作为医疗服务的提供者在平台中的积极参与是平台持续发展的基础，研究影响医生绩效的因素可以帮助在线医疗平台设计合理的功能和制定合理的激励政策，实现在线医疗平台的可持续发展。对于医生而言，作为医疗服务的提供方，如何在日益复杂的竞争环境中提升竞争优势，通过在线参与行为提高其绩效和大众影响力是在线医疗平台中医生亟待解决的问题。本书研究对于在线医疗平台的管理者和医疗服务的提供者都提供了一定的实践启示。此外，本书对未来的研究方向进行了梳理，以期能够起到促进互联网医疗服务模式研究的目的。

第一节 实 践 启 示

一、对于在线医疗平台的实践启示

首先，在线医疗平台的管理者可以通过引入合作服务的模式来促进医生参与平台活动的积极性，但是需要权衡合作医生之间的关系和医生的个人特征。第三章的研究发现，在线医疗团队的经验多样性程度会促进医生在合作过程中的相互学习，提升医生的专业服务能力进而对他们在平台中的绩效有显著的提升作用。但是在线医疗团队的声誉多样性程度却对医生的声誉有负向的影响，这表示医疗团队的声誉多样性程度会对医生的服务质量产生负面影响。因此，对于在线医疗平台而言，管理者可以制定激励政策鼓励医生参与在线医疗团队，但是需要对团队成员的声誉水平做出限定，尽可能让在线医疗团队的声誉多样性水平控制在较低的水平。此外，第四章的研究发现，在线医疗平台推出的线上医生和线下远程医疗机构的合作服务模式对医生绩效和声誉具有显著的提升作用。平台管理者可以通过激励政策鼓励线上医生和线下医疗机构开展合作，这样不仅可以提升在线医疗平台中医生的参与积极性，还可以通过这种合作模式盘活医疗资源，提高对医疗资源的利用率和医疗服务效率。

其次，在线医疗平台的管理者可以通过引入众包竞赛的竞争模式来促进医生在平台中的参与积极性。第五章的研究结果发现，医生参与众包竞赛的竞争行为会显著提升医生绩效和声誉，并且其参与强度和在竞赛中的获胜次数会进一步提高这一正向影响效应。以往的研究表明，众包竞赛可以更好地为患者解决健康问题，而本书第五章的研究结果进一步表明，医生参与众包竞赛对医生其绩效和声誉也有正向影响。这证明众包竞赛是可以被广泛推广使用的创新型医疗服务模式。因此，在线医疗平台可以引入并积极推广众包竞赛的服务模式，这样不仅可以提升医生的参与积极性，还可以丰富在线医疗服务模式、提升在线医疗服务效率。

再次，在线医疗平台的管理者可以通过引入私人医生服务等措施来加强患者与平台的联系。第六章的研究结果表明，新的私人医生服务对不同注册时间的医生有不同的影响，平台的管理者应采取差异化的策略，从而使医生保持活跃。对于加入平台时间较短的医生，社区可以采取某些行动来帮助他们在平台上获得更多的经济回报。对于加入平台长的医生来说，社区应该更加关注如何帮助他们建立品牌声誉。另外，私人医生服务的推出对于治疗慢性疾病的医生正向作用更大，因此平台对于治疗非慢性疾病的医生，应该推出更加符合非慢性疾病特征的服务，增加非慢性疾病医生在平台上的经济回报，以及提高其声誉。最后，平台的管理者在设置机制时应将新增服务效应的持续性考虑在内。例如，可以让医生参与机制的设计，给予医生更大的自由，让医生可以根据自身的咨询情况，调整私人医生服务的内容，从而不断吸引新患者使用在线咨询服务。

最后，在线医疗平台的管理者可以通过引入线上-线下渠道整合措施来提升患者的就诊体验。第七章的研究表明，在线健康社区平台通过线上-线下渠道整合，打通了患者无缝连接的一体式就诊通道，提高了患者满意度，增加了医生的咨询量和声誉。因此，在线健康社区应该加大力度开展线上-线下渠道整合，提高在线健康社区数据集成和大数据分析能力，增强对患者就医问诊行为的分析，进而为每个患者推荐量身定制的问诊服务，以满足患者对不同渠道的独特期望，从而提升患者满意度，增加患者对平台的黏性。

二、对于医疗服务提供者——医生的实践启示

第一，医生如果希望通过参与在线医疗平台中的活动获得更多的患者资源、提升绩效和公众影响力，那么可以考虑和其他医生或者医疗机构开展合作的参与策略。第三章的研究表明，参与在线医疗团队是在线医疗平台中医生开展合作的主要方式，研究结果发现，在线医疗团队的经验多样性会对其团队成员的绩效和声誉产生正向影响，而声誉多样性则会对其声誉产生负向影响。因此，医生在在线医疗平台中选择合作伙伴组建在线医疗团队时，应该综合考虑合作伙伴的临床经验和其声誉，应该选择经验水平差异程度大，但是声誉水平较为接近的伙伴组建在线医疗团队，这样才有助于其通过参与在线医疗团队提升其绩效和声誉。第四章的研究结果表明，线上医生和线下远程医疗机构开展合作

提供医疗对医生的绩效和声誉产生积极影响，并且这种积极影响对低职称医生的作用更加明显。因此，医生可以积极地通过和线下远程医疗机构开展合作来提升其绩效和影响力。

第二，为了提升医生的绩效、提升其声誉，积极地参与众包竞赛的竞争策略是医生可以选择的参与策略。第五章的研究结果发现，参与众包竞赛可以显著提升医生绩效和声誉，并且随着参与强度和获胜次数的增加，其参与众包竞赛带来的收益也越大，而参与众包竞赛对医生绩效和声誉的影响会因为医生的职称高低产生异质性影响，高职称的医生参与众包竞赛的获益更大。因此，医生可以通过积极参与众包竞赛的竞争策略提升其绩效和声誉。

第三，医生可以通过开通私人医生服务来提升其在平台上的竞争力。第六章的研究结果发现，对于慢性病诊疗的医生而言，私人医生服务为其带来的绩效与声誉的提升要高于非慢性病诊疗医生，所以慢性病医生要更加重视私人医生服务。同时，医生进驻平台时长和开通私人服务时长对医生的绩效和声誉具有正向作用，因此医生应尽早进入在线医疗平台并开通私人医生服务。

第四，医生可以通过开通线上-线下渠道整合来提升患者的就诊满意度。第七章的研究结果发现，线上-线下渠道整合对医生全渠道的问诊量和医生声誉有显著的正向影响，所以医生应该进行线上-线下渠道整合，为患者提供"诊前线上咨询，线下医院就诊，诊后线上病情跟踪"的无缝连接的一体式就诊体验，尽力缩小城市-农村、线上-线下的问诊差异，赢得患者满意度的同时，提升自身的绩效水平。同时，线上-线下渠道整合对不同类别的医生影响是不同的，高职称的医生应该将工作重心和时间精力从线下渠道向线上渠道转移，通过线上渠道帮助更多的患者解决问题；但是，对于低职称的医生，其线下渠道和全渠道的问诊量增加程度大于高职称医生，因此低职称医生更关注线下渠道。

三、对于医疗服务接受者——患者的实践启示

首先，本书研究发现了医生参与不同新型服务模式之间的相互影响关系，明确了不同新型服务模式对医生在线问诊和声誉的影响。因此，患者在选择医生时要综合评估医生在不同服务模式下的表现，根据医生参与不同新型服务模式的情况系统考察医生的在线付费问诊和声誉情况，结合医生多个维度的工作情况来选择最合适的医生进行问诊。

其次，本书研究发现了医生职称、疾病类型、参与时长等不同变量对医生参与不同类型服务、医生在线问诊和声誉之间关系的影响。因此，患者在选择医生就诊时应该考虑医生的不同特征，结合个人病情分析医生个体特征对其在线问诊和声誉的影响，从而选合适的医生进行问诊。

第二节　未来研究设想

尽管本书对以往的研究做出了一定的理论贡献，对于在线医疗平台和医生的管理实践也提供了一定的指导意义，但是仍然存在一些局限性，现将本书的局限性总结如下，并希望能够对未来的研究提供可能的方向。

首先，对于医生绩效和声誉测度的局限性。在本书中，研究了不同的服务模式（包括线上医疗团队、线上线下合作、众包竞赛、私人医生服务以及线上-线下渠道整合）对医生绩效和声誉的影响。但是除了线上-线下渠道整合的研究外，其余研究只考虑了医生在线咨询的数量作为医生绩效的度量，而没有考虑医生的线下服务绩效。医生的时间精力有限，医生在传统的线下医疗服务仍然是医生服务的主要途径，医生在在线医疗平台中的参与策略如何影响其线下服务渠道中的服务绩效也应该被关注。此外，对于医生声誉的测度，本书参考前人文献，将医生在在线医疗平台中获得的在线评分作为医生声誉的表征，然而在线医疗平台中医生的在线评分由患者产生，患者由于缺乏专业的医疗知识，很难对医生的专业服务水平做出精准和客观的评价，因此本书只关注了患者视角的医生声誉，而医生在其专业服务领域的声誉还有待进一步探讨。

其次，关于服务模式选择的局限性。本书虽然从在线医疗团队、远程协作等五个视角，综合考虑了不同服务模式对医生绩效和声誉的影响。但是随着在线医疗平台中服务模式的多样化趋势和医疗信息技术的发展，会有越来越多的创新型服务模式被开发并应用于在线医疗平台。在未来的研究中，可以考虑更多的创新型医疗服务模式并获取相应的数据来完善对在线医疗平台中服务模式影响的探索。

最后，关于在线医疗平台选择和研究数据的局限性。本书主要考虑了提供在线医疗服务的在线医疗平台中不同服务模式对医生绩效和声誉的影响。信息技术迅速发展的背景下，提供专业服务的平台的类型很多，不仅仅只有提供医疗专业服务的平台，本书中关注的各种服务模式不是在线医疗专业服务平台独有的，未来的研究可以考虑获取其他类型的专业服务平台的数据进行研究，以进一步扩展本书研究结论的应用范围。

参 考 文 献

毕功兵，丁苗苗，徐扬，等.2021. 众包竞赛中提交策略对接包方创新绩效的影响. 管理学报，18（4）：539-548.

董坤祥，侯文华，丁慧平，等.2016. 众包竞赛中雇主绩效影响因素研究. 软科学，30（3）：98-102.

和红，谈甜.2019. 居民身心健康状况对职业收入的影响：基于倾向得分匹配法（PSM）的实证研究. 中国卫生政策研究，12（2）：27-34.

胡宏伟，张小燕，赵英丽.2012. 社会医疗保险对老年人卫生服务利用的影响：基于倾向得分匹配的反事实估计. 中国人口科学，（2）：57-66，111-112.

黄传峰，张正堂，丁明智.2015. 团队中的合作-竞争关系研究进展评述. 商业研究，（1）：124-131.

李佳颖，邓朝华，吴红.2020. 虚拟团队在医疗服务中应用的实证研究. 管理学报，17（8）：1238-1244.

梁俏，罗继锋，吴志艳.2017. 在线医疗中医生努力与声誉对新增患者数的影响研究. 中国卫生政策研究，10（10）：63-71.

卢新元，黄河，李梓奇，等.2018. 众包竞赛中接包方的创新绩效影响因素研究. 管理学报，15（5）：750-758.

罗剑宏，余子希.2017.移动医疗背景下用户初始信任影响因素研究. 中国卫生政策研究，10（10）：54-62.

吕魁，胡汉辉，王旭辉.2012. 考虑范围经济与转换成本的混合捆绑竞争. 管理科学学报，15（12）：10-24.

毛瑛，井朋朋，朱斌，等.2016. 远程医疗与在线医疗的互补研究. 中国卫生事业管理，33（2）：84-87.

潘林，周水银，马士华.2018.供应链环境下零售商互补产品捆绑销售决策研究. 管理工程学报，32（4）：118-125.

齐永智，张梦霞.2014. 全渠道零售：演化、过程与实施. 中国流通经济，（12）：115-121.

任成尚.2018. 全渠道整合对消费者满意度的影响研究：基于消费者感知赋权的视角. 上海管理科学，1：29-33.

任芳.2015. 全渠道下物流系统建设. 物流技术与应用，20（7）：90.

石志红.2018. 全渠道零售视角：传统零售企业渠道整合水平研究. 商业经济研究，（10）：36-39.

宋珊珊，杨娅.2017. 关于供应链资源整合战略的研究. 纳税，（22）：106-107.

谭娟，汤定娜.2013. 零售业跨渠道整合难点研究. 现代商贸工业，（19）：5-7.

唐坤孟，李胜利，张倩.2021. 患者在线医疗团队服务选择行为影响因素研究：以好大夫在线为例. 图书情报工作，65（11）：33-45.

王春苹，南国芳，李敏强，等.2016. 寡头市场信息产品与服务的最优定价策略. 管理科学学报，19（3）：92-106.

吴锦峰，常亚平，侯德林. 2016. 多渠道整合对零售商权益的影响：基于线上与线下的视角. 南开管理评论，19（2）：170-181.

杨肖锋，储小平，谢俊. 2012. 社会资本的心理来源：基于合作与竞争理论的分析. 软科学，26（3）：101-104，139.

赵文慧，尹利杰. 2014. 企业渠道系统整合与营销竞争力的相关性研究. 经济研究导刊，（17）：214-216.

郑胜华，张沙沙. 2011. 营销渠道整合研究综述及启示. 现代物业（中旬刊），（11）：50-52.

周黎安，陈烨. 2005. 中国农村税费改革的政策效果：基于双重差分模型的估计. 经济研究，（8）：44-53.

Adams W J，Yellen J L. 1976. Commodity bundling and the burden of monopoly. The Quarterly Journal of Economics，90（3）：475-498.

Aguiar L，Waldfogel J. 2018. As streaming reaches flood stage，does it stimulate or depress music sales? International Journal of Industrial Organization，57：278-307.

Allen B J，Chandrasekaran D，Basuroy S. 2018. Design crowdsourcing：the impact on new product performance of sourcing design solutions from the "crowd". Journal of Marketing，82（2）：106-123.

Allison P D. 1978. Measures of inequality. American Sociological Review，43（6）：865-880.

Amaldoss W，Meyer R J，Raju J S，et al. 2000. Collaborating to compete. Marketing Science，19（2）：105-126.

Amblee N，Bui T. 2011. Harnessing the influence of social proof in online shopping：the effect of electronic word of mouth on sales of digital microproducts. International Journal of Electronic Commerce，16（2）：91-114.

Angrist J D，Pischke J-S. 2009. Mostly Harmless Econometrics：An Empiricist's Companion. Princeton：Princeton University Press：373.

Ansari A，Mela C F，Neslin S A. 2008. Customer channel migration. Journal of Marketing Research，45（1）：60-76.

Ashenfelter O，Card D. 1985. Using the longitudinal structure of earnings to estimate the effect of training programs. The Review of Economics and Statistics，67（4）：648-660.

Avery J，Steenburgh T J，Deighton J，et al. 2012. Adding bricks to clicks：predicting the patterns of cross-channel elasticities over time. Journal of Marketing，76（3）：96-111.

Ayabakan S，Bardhan I，Zheng Z E，et al. 2017. The impact of health information sharing on duplicate testing. MIS Quarterly，41（4）：1083-1103.

Ba S L，Johansson W C. 2009. An exploratory study of the impact of e-service process on online customer satisfaction. Production and Operations Management，17（1）：107-119.

Baixauli-Soler J S，Belda-Ruiz M，Sanchez-Marin G. 2015. Executive stock options，gender diversity in the top management team，and firm risk taking. Journal of Business Research，68（2）：451-463.

Bandura A. 1977. Social Learning Theory. London：Prentice Hall.

Batjargal B. 2010. The effects of network's structural holes：polycentric institutions，product portfolio，and new venture growth in China and Russia. Strategic Entrepreneurship Journal，4（2）：

146-163.

Bavafa H, Hitt L M, Terwiesch C. 2018. The impact of e-visits on visit frequencies and patient health: evidence from primary care. Management Science, 64 (12): 5461-5480.

Bell D R, Gallino S, Moreno A. 2018. Offline showrooms in omnichannel retail: demand and operational benefits. Management Science, 64 (4): 1629-1651.

Bendoly E, Bharadwaj A, Bharadwaj S. 2012. Complementary drivers of new product development performance: cross-functional coordination, information system capability, and intelligence quality. Production and Operations Management, 21 (4): 653-667.

Bendoly E, Blocher D, Bretthauer K M, et al. 2007. Service and cost benefits through clicks-and-mortar integration: implications for the centralization/decentralization debate. European Journal of Operational Research, 180 (1): 426-442.

Bensnes S, Huitfeldt I. 2021. Rumor has it: how do patients respond to patient-generated physician ratings? Journal of Health Economics, 76: 102415.

Bergmo T S, Kummervold P E, Gammon D, et al. 2005. Electronic patient-provider communication: will it offset office visits and telephone consultations in primary care? International Journal of Medical Informatics, 74 (9): 705-710.

Berry L L, Bolton R N, Bridges C H, et al. 2010. Opportunities for innovation in the delivery of interactive retail services. Journal of Interactive Marketing, 24 (2): 155-167.

Bharadwaj S, Bharadwaj A, Bendoly E. 2007. The performance effects of complementarities between information systems, marketing, manufacturing, and supply chain processes. Information Systems Research, 18 (4): 437-453.

Bhargava H K. 2012. Retailer-driven product bundling in a distribution channel. Marketing Science, 31 (6): 1014-1021.

Boshoff C, Allen J. 2000. The influence of selected antecedents on frontline staff's perceptions of service recovery performance. International Journal of Service Industry Management, 11 (1): 63-90.

Boudreau K J, Lacetera N, Lakhani K R. 2011. Incentives and problem uncertainty in innovation contests: an empirical analysis. Management Science, 57 (5): 843-863.

Brailovskaia J, Cosci F, Mansueto G, et al. 2021. The association between depression symptoms, psychological burden caused by Covid-19 and physical activity: an investigation in Germany, Italy, Russia, and Spain. Psychiatry Research, 295: 113596.

Cao L L, Li L. 2015. The impact of cross-channel integration on retailers' sales growth. Journal of Retailing, 91 (2): 198-216.

Cao Q N, Geng X J, Zhang J. 2015a. Strategic role of retailer bundling in a distribution channel. Journal of Retailing, 91 (1): 50-67.

Cao Q N, Stecke K E, Zhang J. 2015b. The impact of limited supply on a firm's bundling strategy. Production and Operations Management, 24 (12): 1931-1944.

Cénat J M, Noorishad P G, Kokou-Kpolou C K, et al. 2021. Prevalence and correlates of depression during the COVID-19 pandemic and the major role of stigmatization in low-and middle-income countries: a multinational cross-sectional study. Psychiatry Research, 297: 113714.

Chen H，Chen H T. 2020. Understanding the relationship between online self-image expression and purchase intention in SNS games: a moderated mediation investigation. Computers in Human Behavior，112（0）：106477.

Chen L，Xu P，Liu D. 2020. Effect of crowd voting on participation in crowdsourcing contests. Journal of Management Information Systems，37（2）：510-535.

Chen L W，Baird A，Rai A，et al. 2019. Mobile health（mHealth）channel preference: an integrated perspective of approach-avoidance beliefs and regulatory focus. Journal of the Association for Information Systems，20（12）：1743-1773.

Chen S Q，Guo X T，Wu T S，et al. 2020. Exploring the online doctor-patient interaction on patient satisfaction based on text mining and empirical analysis. Information Processing & Management，57（5）：102253.

Chen Y M. 1997. Equilibrium product bundling. The Journal of Business，70（1）：85-103.

Chitturi R，Raghunathan R，Mahajan V. 2007. Form versus function: how the intensities of specific emotions evoked in functional versus hedonic trade-offs mediate product preferences. Journal of Marketing Research，44（4）：702-714.

Chiu T K F. 2021. Digital support for student engagement in blended learning based on self-determination theory. Computers in Human Behavior，124：106909.

Choi S M，Rifon N J. 2012. It is a match: the impact of congruence between celebrity image and consumer ideal self on endorsement effectiveness. Psychology & Marketing，29（9）：639-650.

Dellarocas C. 2003. The digitization of word of mouth: promise and challenges of online feedback mechanisms. Management Science，49（10）：1407-1424.

Dellarocas C，Wood C A. 2008. The sound of silence in online feedback: estimating trading risks in the presence of reporting bias. Management Science，54（3）：460-476.

Derdenger T，Kumar V. 2013. The dynamic effects of bundling as a product strategy. Marketing Science，32（6）：827-859.

Dissanayake I，Nerur S，Singh R，et al. 2019. Medical crowdsourcing: harnessing the "wisdom of the crowd" to solve medical mysteries. Journal of the Association for Information Systems，20（11）：1589-1610.

Dissanayake I，Nerur S，Wang J，et al. 2021. The impact of helping others in coopetitive crowdsourcing communities. Journal of the Association for Information Systems，22(1)：67-101.

Donovan R J，Rossiter J R. 1982. Store atmosphere: an environmental psychology approach. Journal of Retailing，58（1）：34-57.

Duprez V，Haerens L，Wuyts D，et al. 2021. Self-Determination Theory to observe healthcare professionals' counselling in chronic care encounters: development of the COUNSEL-CCE tool. Patient Education and Counseling，104（7）：1773-1780.

Elberse A. 2010. Bye-bye bundles: the unbundling of music in digital channels. Journal of Marketing，74（3）：107-123.

Eroglu S A，Machleit K A，Davis L M. 2001. Atmospheric qualities of online retailing: a conceptual model and implications. Journal of Business Research，54（2）：177-184.

Esmaeilzadeh P. 2020. The effect of the privacy policy of Health Information Exchange（HIE）on patients' information disclosure intention. Computers & Security, 95: 101819.

Ganesan S. 1994. Determinants of long-term orientation in buyer-seller relationships. Journal of Marketing, 58 (2): 1-19.

Gao G G, Greenwood B N, Agarwal R, et al. 2015. Vocal minority and silent majority: how do online ratings reflect population perceptions of quality. MIS Quarterly, 39 (3): 565-589.

Geyskens I, Gielens K, Dekimpe M G. 2002. The market valuation of internet channel additions. Journal of Marketing, 66 (2): 102-119.

Gill D, Prowse V. 2012. A structural analysis of disappointment aversion in a real effort competition. American Economic Review, 102 (1): 469-503.

Gillespie S M, Shah M N, Wasserman E B, et al. 2016. Reducing emergency department utilization through engagement in telemedicine by senior living communities. Telemedicine Journal and E-health: the Official Journal of the American Telemedicine Association, 22 (6): 489-496.

Godager G . 2012. Birds of a feather flock together: a study of doctor-patient matching. Journal of Health Economics, 31 (1): 296-305.

Goh J M, Gao G D, Agarwal R. 2016. The creation of social value: can an online health community reduce rural-urban health disparities? MIS Quarterly, 40 (1): 247-263.

Gong Y L, Wang H W, Xia Q W, et al. 2021. Factors that determine a Patient's willingness to physician selection in online healthcare communities: a trust theory perspective. Technology in Society, 64: 101510.

Gong Y P, Kim T Y, Lee D R, et al. 2013. A multilevel model of team goal orientation, information exchange, and creativity. Academy of Management Journal, 56 (3): 827-851.

Gravelle H, Liu D, Propper C, et al. 2019. Spatial competition and quality: evidence from the English family doctor market. Journal of Health Economics, 68: 102249.

Guillaume Y R F, Brodbeck F C, Riketta M, et al. 2012. Surface- and deep-level dissimilarity effects on social integration and individual effectiveness related outcomes in work groups: a meta-analytic integration. Journal of Occupational and Organizational Psychology, 85 (1): 80-115.

Guo S S, Guo X T, Fang Y L, et al. 2017. How doctors gain social and economic returns in online health-care communities: a professional capital perspective. Journal of Management Information Systems, 34 (2): 487-519.

Guo S S, Guo X T, Zhang X F, et al. 2018. Doctor–patient relationship strength's impact in an online healthcare community. Information Technology for Development, 24 (2): 279-300.

Hajli M N. 2014. A study of the impact of social media on consumers. International Journal of Market Research, 56 (3): 387-404.

Han X, Du J T, Zhang T T, et al. 2021. How online ratings and trust influence health consumers' physician selection intentions: an experimental study. Telematics and Informatics, 62: 101631.

Han Y, Ozturk P, Nickerson J V. 2020. Leveraging the wisdom of the crowd to address societal challenges: revisiting the knowledge reuse for innovation process through analytics. Journal of the Association for Information Systems, 21 (5): 1128-1152.

Hansen S W, Gogan J L, Baxter R J, et al. 2019. Informed collaboration in health care: an embedded-cases study in geriatric telepsychiatry. Information Systems Journal, 29（2）: 514-547.

Hansen T. 2005. Perspectives on consumer decision making: an integrated approach. Journal of Consumer Behaviour, 4（6）: 420-437.

Hartzler A L, Taylor M N, Park A, et al. 2016. Leveraging cues from person-generated health data for peer matching in online communities. Journal of the American Medical Informatics Association, 23（3）: 496-507.

Hasher L, Goldstein D, Toppino T. 1977. Frequency and the conference of referential validity. Journal of Verbal Learning and Verbal Behavior, 16（1）: 107-112.

Heckman J J. 1976. The common structure of statistical models of truncation, sample selection and limited dependent variables and a simple estimator for such models. Annals of Economic and Social Measurement, 5（4）: 475-492.

Heckman J J. 1979. Sample selection bias as a specification error. Econometrica, 47（1）: 153-162.

Heeler R M, Nguyen A, Buff C. 2007. Bundles=discount? Revisiting complex theories of bundle effects. Journal of Product & Brand Management, 16（7）: 492-500.

Herhausen D, Binder J, Schoegel M, et al. 2015. Integrating bricks with clicks: retailer-level and channel-level outcomes of online–offline channel integration. Journal of Retailing, 91（2）: 309-325.

Homburg C, Vollmayr J, Hahn A. 2014. Firm value creation through major channel expansions: evidence from an event study in the United States, Germany, and China. Journal of Marketing, 78（3）: 38-61.

Hong Y L, Wang C, Pavlou P A. 2016. Comparing open and sealed bid auctions: evidence from online labor markets. Information Systems Research, 27（1）: 49-69.

Honhon D, Pan X A. 2017. Improving profits by bundling vertically differentiated products. Production and Operations Management, 26（8）: 1481-1497.

Horwitz S K, Horwitz I B. 2007. The effects of team diversity on team outcomes: a meta-analytic review of team demography. Journal of Management, 33（6）: 987-1015.

Huang N, Hong Y, Burtch G. 2017. Social network integration and user content generation. MIS Quarterly, 41: 1035-1058.

Huang N, Yan Z J, Yin H N. 2021. Effects of online–offline service integration on e-healthcare providers: a quasi-natural experiment. Production and Operations Management, 30（8）: 2359-2378.

Huang Y, Singh P V, Mukhopadhyay T. 2012. Crowdsourcing contests: a dynamic structural model of the impact of incentive structure on solution quality. Proceedings of the 2012 International Conference on Information Systems. Orlando: Association for Information Systems.

Hughes-Hallett A, Pratt P, Mayer E, et al. 2016. Using preoperative imaging for intraoperative guidance: a case of mistaken identity. The International Journal of Medical Robotics and Computer Assisted Surgery, 12（2）: 262-267.

Ishfaq R, Defee C C, Gibson B J, et al. 2016. Realignment of the physical distribution process in omni-channel fulfillment. International Journal of Physical Distribution & Logistics Management, 46（6/7）: 543-561.

Janiszewski C, Cunha M, Jr. 2004. The influence of price discount framing on the evaluation of a product bundle. Journal of Consumer Research, 30 (4): 534-546.

Jeitschko T D, Jung Y, Kim J. 2017. Bundling and joint marketing by rival firms. Journal of Economics & Management Strategy, 26 (3): 571-589.

Jensen M. 2008. The use of relational discrimination to manage market entry: when do social status and structural holes work against you? . Academy of Management Journal, 51 (4): 723-743.

Jespersen K R. 2018. Crowdsourcing design decisions for optimal integration into the company innovation system. Decision Support Systems, 115: 52-63.

Jian L, Yang S, Ba S L, et al. 2019. Managing the crowds: the effect of prize guarantees and in-process feedback on participation in crowdsourcing contests. MIS Quarterly, 43 (1): 97-112.

Jiang Z Z, Huang Y, Beil D R. 2022. The role of feedback in dynamic crowdsourcing contests: a structural empirical analysis. Management Science, 68 (7): 4858-4877.

Juusola J L, Quisel T R, Foschini L, et al. 2016. The impact of an online crowdsourcing diagnostic tool on health care utilization: a case study using a novel approach to retrospective claims analysis. Journal of Medical Internet Research, 18 (6): e127.

Kakimura N, Kamiyama N, Kobayashi Y, et al. 2022. Submodular reassignment problem for reallocating agents to tasks with synergy effects. Discrete Optimization, 44: 100631.

Kanuri V K, Mantrala M K, Thorson E. 2017. Optimizing a menu of multiformat subscription plans for ad-supported media platforms. Journal of Marketing, 81 (2): 45-63.

Katz S J, Moyer C A, Cox D T, et al. 2003. Effect of a triage-based e-mail system on clinic resource use and patient and physician satisfaction in primary care. Journal of General Internal Medicine, 18 (9): 736-744.

Kelley H, Chiasson M, Downey A, et al. 2011. The clinical impact of eHealth on the self-management of diabetes: a double adoption perspective. Journal of the Association for Information Systems, 12 (3): 208-234.

Khurana S, Qiu L, Kumar S. 2019. When a doctor knows, it shows: an empirical analysis of doctors' responses in a Q&A forum of an online healthcare portal. Information Systems Research, 30 (3): 872-891.

Kordzadeh N, Warren J. 2017. Communicating personal health information in virtual health communities: an integration of privacy calculus model and affective commitment. Journal of the Association for Information Systems, 18 (1): 45-81.

Kuang L N, Huang N, Hong Y L, et al. 2019. Spillover effects of financial incentives on non-incentivized user engagement: evidence from an online knowledge exchange platform. Journal of Management Information Systems, 36 (1): 289-320.

Lawler E E, Porter L W. 1967. The effect of performance on job satisfaction. Industrial Relations, 7 (1): 20-28.

Lee R, Lee J-H, Garrett T C. 2019. Synergy effects of innovation on firm performance. Journal of Business Research, 99: 507-515.

Lee Y, Lee J, Hwang Y. 2015. Relating motivation to information and communication technology acceptance: self-determination theory perspective. Computers in Human Behavior, 51: 418-428.

Leung S F，Yu S. 1996. On the choice between sample selection and two-part models. Journal of Econometrics，72（1/2）：197-229.

Liang C Y，Gu D X，Tao F J，et al. 2017. Influence of mechanism of patient-accessible hospital information system implementation on doctor–patient relationships：a service fairness perspective. Information & Management，54（1）：57-72.

Lin H，Hwang Y. 2021. The effects of personal information management capabilities and social-psychological factors on accounting professionals' knowledge-sharing intentions：pre and post COVID-19. International Journal of Accounting Information Systems，42：100522.

Liu S，Wang H，Gao B J，et al. 2022. Doctors' provision of online health consultation service and patient review valence：evidence from a quasi-experiment. Information & Management，59（5）：103360.

Liu T X，Yang J，Adamic L A，et al. 2014. Crowdsourcing with all-pay auctions：a field experiment on Taskcn. Management Science，60（8）：2020-2037.

Liu X X，Guo X T，Wu H，et al. 2014. Doctor's effort influence on online reputation and popularity. International Conference for Smart Health. Beijing：Chinese Academy of Sciences.

Liu X X，Guo X T，Wu H，et al. 2016. The impact of individual and organizational reputation on physicians' appointments online. International Journal of Electronic Commerce，20（4）：551-577.

Lohmann J，Muula A S，Houlfort N，et al. 2018. How does performance-based financing affect health workers' intrinsic motivation？A Self-Determination Theory-based mixed-methods study in Malawi. Social Science & Medicine，208（1）：1-8.

Lu S F，Rui H X. 2018. Can we trust online physician ratings？evidence from cardiac surgeons in Florida. Management Science，64（6）：2557-2573.

Magnini V P，Karande K，Singal M，et al. 2013. The effect of brand popularity statements on consumers' purchase intentions：the role of instrumental attitudes toward the act. International Journal of Hospitality Management，34：160-168.

Mani D，Barua A，Whinston A. 2010. An empirical analysis of the impact of information capabilities design on business process outsourcing performance. MIS Quarterly，34（1）：39-62.

Mekonnen D K，Dorfman J H. 2017. Synergy and learning effects of informal labor-sharing arrangements. World Development，99：1-14.

Menon A V. 2017. Do online reviews diminish physician authority？The case of cosmetic surgery in the U.S. Social Science & Medicine，181：1-8.

Mirzaei T，Esmaeilzadeh P. 2021. Engagement in online health communities：channel expansion and social exchanges. Information & Management，58（1）：103404.

Mo J H，Sarkar S，Menon S. 2018. Know when to run：recommendations in crowdsourcing contests. MIS Quarterly，42（3）：919-944.

Mohd Yusof S A，Mohd Noor N，Othman N. 2021. Time，love and tenderness：doctors' online volunteering in Health Virtual Community searching for work-family balance. Journal of Infection and Public Health，14（1）：1-5.

Moldovanu B，Sela A E. 2001. The optimal allocation of prizes in contests. American Economic Review，91（3）：542-558.

Mollen A, Wilson H. 2010. Engagement, telepresence and interactivity in online consumer experience: reconciling scholastic and managerial perspectives. Journal of Business Research, 63 (9/10): 919-925.

Montoya-Weiss M M, Voss G B, Grewal D. 2003. Determinants of online channel use and overall satisfaction with a relational, multichannel service provider. Journal of the Academy of Marketing Science, 31 (4): 448-458.

Nambisan P. 2011. Information seeking and social support in online health communities: impact on patients' perceived empathy. Journal of the American Medical Informatics Association, 18 (3): 298-304.

Ng C S P. 2013. Intention to purchase on social commerce websites across cultures: a cross-regional study. Information & Management, 50 (8): 609-620.

Niyato D, Hoang D T, Luong N C, et al. 2016. Smart data pricing models for the internet of things: a bundling strategy approach. IEEE Network, 30 (2): 18-25.

Oliver R L. 1980. A cognitive model of the antecedents and consequences of satisfaction decisions. Journal of Marketing Research, 17 (4): 460-469.

Ozer M, Zhang G X. 2019. The roles of knowledge providers, knowledge recipients, and knowledge usage in bridging structural holes. Journal of Product Innovation Management, 36 (2): 224-240.

Palen T E, Ross C, Powers J D, et al. 2012. Association of online patient access to clinicians and medical records with use of clinical services. Journal of the American Medical Association, 308 (19): 2012-2019.

Perron C E, Bachur R G, Stack A M. 2017. Development, implementation, and use of an emergency physician performance dashboard. Clinical Pediatric Emergency Medicine, 18 (2): 115-123.

Perry S J, Mannucci P V. 2015. The Oxford Handbook of Creativity, Innovation, and Entrepreneurship. New York: Oxford University Press.

Persico N, Maltese F, Ferrigno C, et al. 2018. Influence of shift duration on cognitive performance of emergency physicians: a prospective cross-sectional study. Annals of Emergency Medicine, 72(2): 171-180.

Peters L, Karren R J. 2009. An examination of the roles of trust and functional diversity on virtual team performance ratings. Group & Organization Management, 34 (4): 479-504.

Pinjani P, Palvia P. 2013. Trust and knowledge sharing in diverse global virtual teams. Information & Management, 50 (4): 144-153.

Prince J, Greenstein S. 2014. Does service bundling reduce churn? . Journal of Economics & Management Strategy, 23 (4): 839-875.

Qiao W X, Yan Z J, Wang X H. 2021. Join or not: the impact of physicians' group joining behavior on their online demand and reputation in online health communities. Information Processing & Management, 58 (5): 102634.

Quintane E, Carnabuci G. 2016. How do brokers broker? tertius gaudens, tertius iungens, and the temporality of structural holes. Organization Science, 27 (6): 1343-1360.

Raman R, Grover V. 2020. Studying the multilevel impact of cohesion versus structural holes in knowledge networks on adaptation to IT-enabled patient-care practices. Information Systems

Journal, 30 (1): 6-47.

Reibstein D J. 2002. What attracts customers to online stores, and what keeps them coming back? Journal of the Academy of Marketing Science, 30 (4): 465-473.

Ren Y, Chen J, Riedl J. 2016. The impact and evolution of group diversity in online open collaboration. Management Science, 62 (6): 1668-1686.

Rivers D, Vuong Q H. 1988. Limited information estimators and exogeneity tests for simultaneous probit models. Journal of Econometrics, 39 (3): 347-366.

Rose S, Clark M, Samouel P, et al. 2012. Online customer experience in e-retailing: an empirical model of antecedents and outcomes. Journal of Retailing, 88 (2): 308-322.

Rotter J B. 1971. Generalized expectancies for interpersonal trust. American Psychologist, 26 (5): 443-452.

Rupert D J, Moultrie R R, Read J G, et al. 2014. Perceived healthcare provider reactions to patient and caregiver use of online health communities. Patient Education and Counseling, 96 (3): 320-326.

Ryan R M, Deci E L. 2020. Intrinsic and extrinsic motivation from a self-determination theory perspective: definitions, theory, practices, and future directions. Contemporary Educational Psychology, 61: 101860.

Schaffer B S, Riordan C M. 2013. Relational demography in supervisor-subordinate dyads: an examination of discrimination and exclusionary treatment. Canadian Journal of Administrative Sciences Revue Canadienne des Sciences de I'Administration, 30 (1): 3-17.

Semykina A, Wooldridge J M. 2010. Estimating panel data models in the presence of endogeneity and selection. Journal of Econometrics, 157 (2): 375-380.

Shaarani I, Taleb R, Antoun J. 2017. Effect of computer use on physician-patient communication using a validated instrument: patient perspective. International Journal of Medical Informatics, 108: 152-157.

Shaddy F, Fishbach A. 2017. Seller beware: how bundling affects valuation. Journal of Marketing Research, 54 (5): 737-751.

Sims M H, Fagnano M, Halterman J S, et al. 2016. Provider impressions of the use of a mobile crowdsourcing app in medical practice. Health Informatics Journal, 22 (2): 221-231.

Sims M H, Shaw M H, Gilbertson S, et al. 2019. Legal and ethical issues surrounding the use of crowdsourcing among healthcare providers. Health Informatics Journal, 25 (4): 1618-1630.

Soda G, Tortoriello M, Iorio A. 2018. Harvesting value from brokerage: individual strategic orientation, structural holes, and performance. Academy of Management Journal, 61 (3): 896-918.

Southard E P, Neufeld J D, Laws S. 2014. Telemental health evaluations enhance access and efficiency in a critical access hospital emergency department. Telemedicine Journal and e-Health, 20 (7): 664-668.

Spence M. 1973. Job market signaling. The Quarterly Journal of Economics, 87 (3): 355-374.

Spreng R A, MacKenzie S B, Olshavsky R W. 1996. A reexamination of the determinants of consumer satisfaction. Journal of Marketing Research, (3): 15-32.

Staats B R, Kc D S, Gino F. 2018. Maintaining beliefs in the face of negative news: the moderating role of experience. Management Science, 64 (2): 804-824.

Stone M, Hobbs M, Khaleeli M. 2002. Multichannel customer management: the benefits and challenges. Journal of Database Marketing & Customer Strategy Management, 10 (1): 39-52.

Sun S J, Lu S F, Rui H X. 2020. Does telemedicine reduce emergency room congestion? Evidence from New York State. Information Systems Research, 31 (3): 972-986.

Tanford S, Baloglu S, Erdem M. 2012. Travel packaging on the Internet: the impact of pricing information and perceived value on consumer choice. Journal of Travel Research, 51 (1): 68-80.

Tang C Y, Zhang G, Naumann S E. 2017. When do structural holes in employees' networks improve their radical creativity? A moderated mediation model. R&D Management, 47 (5): 755-766.

Tekleab A G, Quigley N R. 2014. Team deep-level diversity, relationship conflict, and team members' affective reactions: a cross-level investigation. Journal of Business Research, 67 (3): 394-402.

Ting L, Wilkes M. 2021. Telemedicine for patient management on expeditions in remote and austere environments: a systematic review. Wilderness & Environmental Medicine, 32 (1): 102-111.

Vamosiu A. 2018. Optimal bundling under imperfect competition. International Journal of Production Economics, 195: 45-53.

van der Vegt G S, Bunderson J S. 2005. Learning and performance in multidisciplinary teams: the importance of collective team identification. Academy of Management Journal, 48 (3): 532-547.

Vengberg S, Fredriksson M, Winblad U. 2019. Patient choice and provider competition–Quality enhancing drivers in primary care? Social Science & Medicine, 226 (C): 217-224.

Venkatesan R, Kumar V, Ravishanker N. 2007. Multichannel shopping: causes and consequences. Journal of Marketing, 71 (2): 114-132.

Verhoef P C, Kannan P K, Inman J J. 2015. From multi-channel retailing to omni-channel retailing: introduction to the special issue on multi-channel retailing. Journal of Retailing, 91 (2): 174-181.

Verhoef P C, Neslin S A, Vroomen B. 2007. Multichannel customer management: understanding the research-shopper phenomenon. International Journal of Research in Marketing, 24 (2): 129-148.

Wagner E H. 1998. Chronic disease management: what will it take to improve care for chronic illness? Effective Clinical Practice, 1 (1): 2-4.

Wagner P J, Curran P. 1984. Health beliefs and physician identified "worried well". Health Psychology, 3 (5): 459-474.

Wang L A, Yan L L, Zhou T X, et al. 2020. Understanding physicians' online-offline behavior dynamics: an empirical study. Information Systems Research, 31 (2): 537-555.

Wang X H F, Kim T Y, Lee D R. 2016. Cognitive diversity and team creativity: effects of team intrinsic motivation and transformational leadership. Journal of Business Research, 69 (9): 3231-3239.

Wazny K. 2018. Applications of crowdsourcing in health: an overview. Journal of Global Health, 8 (1): 010502.

Wu H, Lu N J. 2018. Service provision, pricing, and patient satisfaction in online health communities. International Journal of Medical Informatics, 110: 77-89.

Xiang J, Stanley S J. 2017. From online to offline: exploring the role of e-health consumption, patient involvement, and patient-centered communication on perceptions of health care quality. Computers in Human Behavior, 70: 446-452.

Xu K Q, Chan J, Ghose A, et al. 2017. Battle of the channels: the impact of tablets on digital commerce. Management Science, 63 (5): 1469-1492.

Yadav M S. 1994. How buyers evaluate product bundles: a model of anchoring and adjustment. Journal of Consumer Research, 21 (2): 342-353.

Yan L, Tan Y. 2014. Feeling blue? go online: an empirical study of social support among patients. Information Systems Research, 25 (4): 690-709.

Yan Z J, Wang T M, Chen Y, et al. 2016. Knowledge sharing in online health communities: a social exchange theory perspective. Information & Management, 53 (5): 643-653.

Yang H, Yan Z J, Jia L, et al. 2021. The impact of team diversity on physician teams' performance in online health communities. Information Processing & Management, 58 (1): 102421.

Yang H L, Guo X T, Wu T S. 2015. Exploring the influence of the online physician service delivery process on patient satisfaction. Decision Support Systems, 78 (C): 113-121.

Yang Y, Chen P-Y, Banker R. 2011. Winner determination of open innovation contests in online markets. Proceedings of the 2011 International Conference on Information Systems. Shanghai: Association for Information Systems.

Zekan M, Goldstein N. 2021. Substance use disorder treatment via telemedicine during coronavirus disease 2019. The Journal for Nurse Practitioners, 17 (5): 549-551.

Zhang K Z K, Benyoucef M. 2016. Consumer behavior in social commerce: a literature review. Decision Support Systems, 86: 95-108.

Zhang S Y, Singh P V, Ghose A. 2019. A structural analysis of the role of superstars in crowdsourcing contests. Information Systems Research, 30 (1): 15-33.

Zhang X, Liu S, Chen X, et al. 2018. Health information privacy concerns, antecedents, and information disclosure intention in online health communities. Information & Management, 55 (4): 482-493.

Zhang X F, Guo X, Wu Y, et al. 2017. Exploring the inhibitors of online health service use intention: a status quo bias perspective. Information & Management, 54 (8): 987-997.

Zhao L Y, Wang J. 2013. Research on psychological factors which influence Doctor-Patient communications among outpatients. Journal of Medical Colleges of PLA, 28 (1): 20-28.

Zhou Y Y, Garrido T, Chin H L, et al. 2007. Patient access to an electronic health record with secure messaging: impact on primary care utilization. American Journal of Managed Care, 13 (7): 418-424.